굿바이 치매

굿바이, 치매

2022년 5월 25일 1판 1쇄 발행

지은이 김숙희
펴낸이 조금현
펴낸곳 도서출판 산지
전화 02-6954-1272
팩스 0504-134-1294
이메일 sanjibook@hanmail.net
등록번호 제390-251002018000148호

ISBN 979-11-91714-24-1 13510

뇌를 알아야 치매가 보인다

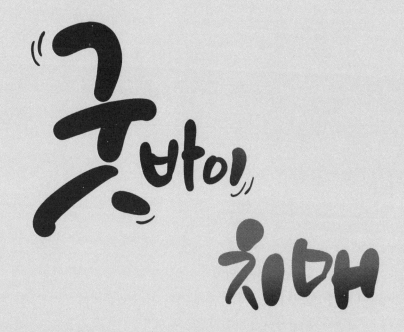

굿바이 치매

김숙희 지음

신지
SHINJI

프롤로그

"덕분에 살 맛이 나. 고마워."

박점순 할머니가 필자의 손을 쥐며 건넨 말씀이다. 6개월 동안 이어진 치매 강의의 마지막 날이었다.

강의 첫날 할머니의 모습이 떠올랐다. 1시간 늦게 강의실에 입장하더니 맨 뒷좌석에 앉아 내내 시큰둥한 표정이었다. 강의실을 빠져나가기 직전 할머니는 말했다.

"난 치매에 걸리면 확 죽어버릴 거야."

할머니는 81세로 치매 진단을 받지 않았다. 그러나 이미 치매 고위험군에 속했다.

단지 연령 때문이 아니었다. 할머니는 무응답, 무표정에다 부정적인 말투, 행동거지마저 굼떴다. 영락없이 할머니 스스로 치매를 불러들이는 중이었다. 그것도 꽤 오랜 세월에 걸쳐 지속되고 있는 듯했다.

치매는 어제 증상이 나타나 오늘 진단을 내리는 게 아니다. 대략 20~30년 전부터 치매의 환경 속에 놓여 있던 것이다.

그러나, 아직 늦지 않았다. 치매가 더 깊숙이 밀고 들어오지 못하게 만들 예방법을 찾아내면 된다.

할머니의 반응을 이끌어내기 위해 나름 전략을 썼다. 열 마디 물으면 겨우 한 마디 답하시는 할머니였지만 그 한 마디에 격하게 반응했다. 프로그램에 제대로 따라오든 못하든 계속 관심을 갖고 있다는 표시를 했다. 젊은 시절 뜨개질을 좋아했다는 정보로 프로그램에 일부러 뜨개질 과정을 넣었다. 할머니가 솜씨를 발휘할 기회를 주기 위해 뜨개질에 서툰 강의실 동료를 곁에 붙여 주었다.

할머니의 말문이 조금씩 열렸다. 무표정했던 얼굴에 감정이 드러나기 시작했다. 어느 순간부터 맨 앞자리를 차지했고, 일찌감치 강의실에 도착해 필자를 맞아주었다.

"그동안 뭐가 제일 좋았어요?"
필자의 물음에 이를 드러내며 환하게 웃는 할머니.

"치매 안 걸리는 법 배우러 왔다가 인생이 확 달라져버렸네."

할머니의 말씀에 가슴이 저릿하고 콧등이 시려왔다. 그간의 노력과 수고를 한꺼번에 보상받는 기분이었다.

치매 예방 교육을 통해 인생이 달라졌다!

필자가 그토록 오랜 세월 치매 예방 교육에 매달린 이유다.

치매 예방 교육은 단지 치매에만 머물지 않는다. 건강한 삶, 밝은 미래를 향해 열려 있어야 한다고 믿고 있다.

수명 자체보다 더 중요한 건 건강이다

'2016년에 태어난 아이는 142세까지 살게 될 것이다.'

그 해 TIME지에 실린 내용이다. 미래학자와 과학자 등 다양한 분야의 전문가들이 내놓은 의견이었다.

전 구글벤처스 CEO 빌라스는 다음과 같이 말했다.

"과학은 인간의 수명을 500세까지 늘일 수 있으며, 영생을 추구하는 것도 불가능하지 않다."

역사학자로서 세계적인 베스트셀러의 저자인 유발 하라리는 이렇게 예측했다.

"영원히 죽지 않는 인간, 곧 인간이 신이 될 것이다."

어처구니없는 전망이며 헛된 기대가 아니다. 지난 1세기 동안 인류의 평균 수명은 두 배 가까이 늘어났고, 이미 100세 시대에 접어들었다. 의학과 과학의 발달로 이러한 현상은 더욱 가속화될 전망이다. 영원히 죽지 않는 수준까지는 아니더라도 수명은 반드시 늘어난다.

이러한 예측은 인류에게 행운의 메시지인가? 혹은 불행의 전조쯤으로 여겨야 할까?

물론 이곳에서 논할 문제가 아니다. 다만 어느 쪽이든 간과해선 아니 될 전제 조건이 있다.

삶의 마지막 순간까지 건강을 유지할 수 있는가? 하는 것이다.

주위에서 흔히 듣는 말이 있다.

"백 살까지 살면 뭐하노. 골골 앓고 있으면 주위에 폐만 잔뜩 끼치는 꼴이지. 내 몸 내가 돌볼 수 있을 때까지만 살고 싶어."

그렇다. 수명 자체보다 더 중요한 건 건강이다.

노년층은 의료 장치에 의해 연명되는 삶이 두렵다. 그중 가장 끔찍하게 여기는 질병이 바로 치매이다.

그렇다면 치매는 나이 든 사람들만의 이야기인가? 노인에게만 찾아가는 불청객일까?

그렇지 않다. 노인만이 걸린다는 생각은 편견이다. 60세에 치매 증상이 나타났다면, 그 훨씬 이전 40대부터 치매가 시작되었던 것이다. 또한 그 시작 시기도 점점 빨라지고 있다. 30대, 심지어 청소년에게서도 치매 증상이 보인다.

치매를 단순히 나이의 잣대로 구분할 수 없는 시대가 되었다. 어느 누구도 치매로부터 안전하지 않다. 왜냐하면 우리 모두 치매에 걸리기 딱 좋은 환경과 조건 속에 속수무책 놓여 있기 때문이다.

암은 이미 불치의 질환이 아니다. 위험하긴 해도 의학적 조치가 얼마든지 가능하다. 반면 치매 치료의 길은 여전히 멀고 아득하다. 확실한 치료제조차 내놓지 못하고 있는 안타까운 실정이다.

병이 있으면 약도 있다!

이러한 주장이 치매에는 통하지 않는다. 암보다 더 두려운 치매. 치료 방법이 분명치 않은 상태에서, 유일한 희망은 치매에 걸리지 않는 것이다.

"나는 치매에 안 걸릴 자신이 있어. 치매는 멍청한 자들이나 걸려."

입버릇처럼 말하던 이웃할머니가 있었다. 그러나 필자의 눈에는 이미 고위험군에 속했고, 실제로 치매 증상을 보였다.

뇌를 아는 만큼 치매 예방의 길이 보인다

치매에 대한 무지가 치매를 부른다.

아는 만큼 보인다,라고 했다. 치매에도 그대로 적용된다.

뇌에 발생하는 질병인 치매. 뇌를 아는 만큼 예방의 길이 보인다. 그러므로 치매 예방의 핵심은 뇌를 건강하게 지키는 방법을 아는 것이다.

뇌에 대해 무지하던 과거에는 치매를 노년기에 숙명처럼 찾아오는 불청객처럼 여겼다. 그러나 뇌를 안다면, 치매는 더이상 숙명이 아니다. 치료는 불가능해도 예방은 얼마든지 가능하기 때문이다.

그러기 위해선 뇌가 어떻게 작동하는지, 뇌가 무엇을 요구하는지, 뇌에 악영향을 미치는 게 어떤 것인지를 알아야 한다.

치매는 영어로 dementia이다. 그 어원을 살펴보면 '마음이 흐려지는 상태'를 일컫는다.

마음이 흐려지는 이유는 뇌의 명령과 지시 때문이다. 신체적 문제와 심리적 위기를 뇌가 제대로 대처하지 못해 치매에 걸린 것이다.

치매는 마치 뇌가 길을 잃은 것과 같다. 엉뚱한 길에서 헤매다 보니 마음이 흐려진 상태에 빠진 것이다. 그러므로 우리가 할 수 있는 것은 명확하다. 사전에 엉뚱한 길을 가지 않도록 적절하게 안내하는 것이다.

그러기 위해선 뇌를 알아야 한다. 뇌를 알아야 제대로 안내할 수 있으며, 그 안내가 곧 치매 예방이다.

치매 예방은 근본적으로 뇌가 정상적으로 작동할 길을 열어주는 것이다. 뇌가 궤도에서 벗어날 환경과 조건을 미연에 방지하는 것이다. 곧 뇌를 활성화할 환경과 조건 속을 만든다면, 얼마든지 치매를 예방할 수 있다.

프랑스의 문호 빅토르 위고는 말했다.

'젊음은 아름답지만 노년은 찬란하다.'

치매 예방 교육은 뇌에게 청춘을 되돌려주는 것이다. 일찍 시작하면 할수록 좋다.

치매는 바이러스가 아니다. 감기처럼 어제 감염돼 오늘 증상이 나타나지 않는다. 긴 세월 치매를 유발할 환경과 조건 속에 놓여 있다가 어느 순간 밖으로 드러난다. 그러므로 치매 예방은 일찍 시작하면 할수록 좋다. 그래야 찬란한 노년기의 삶을 당당하게 맞이하게 된다.

뇌가 건강해야 치매에게 굿바이를 선언할 수 있다.

더불어 여생을 찬란하게 꽃피울 기회를 맞이하게 된다.

치매 없는 세상, 찬란한 여생을 위하여 굿바이 치매

필자의 주위, 시댁과 친정에 다섯 분이 치매를 앓았다.

외할머니가 혈관성치매로 돌아가신 후, 할아버지와 시어머니에게 치매 증상이 나타났다. 그리고 다시 친정의 어르신……. 마치 치매의 연결 고리에 묶여버린 듯한 시기였다.

둘째 아이가 세 살이 되던 해, 갑작스럽게 친정엄마가 돌아가셨다. 혈관성 치매의 일종인 뇌출혈이었다. 혈관성 치매의 초기 증상이 무엇인지 제대로만 알았더라도 엄마를 맥없이 떠나보내진 않았을 것이다. 당시 필자의 무지함으로 인해 30년 세월 넘게 엄마를 가슴에 묻고 살아야만 했다.

며느리로서, 딸로서 최선을 다했지만 돌아가시면 그 쓸쓸함과 죄송함을 떨칠 수 없다.

'그때 할머니께 이렇게 해드렸어야 했구나.'
'시어머니께서 정말 원하는 건 이거였네.'
'치매 초기 대처를 잘했더라면 중증 치매까지는 막을 수 있었

을 텐데.'

　이후 나이든 어르신만 보면 마음이 쓰였다. 그냥 지나칠 수
없었다. 다가가 말동무라도 되어 드려야 했다.
　어르신과 몇 마디만 나누면, 치매 위험이 눈에 보였다. 안타까
워 냉큼 일어설 수가 없었다.
　치매 예방 교육에 본격적으로 나선 이유였다. 어느덧 삶의 소
명이 되었다.

　필자는 오랫동안 생활습관에 따른 치매 예방법을 현장에서
강의와 교육으로 일깨워왔다. 그 내용을 전작 『치매, 엄마가 이
상해요』에 자세히 담았다.
　이번 『굿바이, 치매』에서는 뇌의 기능에 맞춰 뇌를 활기차게
하는 접근법에 집중했다. 더불어 개인, 가족, 공동체의 치매 예
방을 위한 방향을 외국의 사례를 곁들여 제시했다.
　부디 독자분들께 '치매 없는 세상', '찬란한 인생'을 위한 발걸
음이 되길 소망한다.

　끝으로 책이 나올 수 있게 많은 도움을 주신 조창인 작가님,
글벗 토루 가족 여러분께 진심으로 감사드린다.

세상에 선한 영향력을 펼칠 수 있도록 열렬히 응원해 준 우리 가족 (남편, 대준, 현준, 진아, 은지)에게 사랑의 마음을 전한다.

2022년 5월 저자 김숙희

목 차

프롤로그 ...4

chapter 1. 뇌를 알면 치매가 두렵지 않다

치매, 나이 탓이 아니다 ...18
뇌는 늙지 않는다 ...27
사랑하는 당신이 나를 모른다 하면 ...37
치매, 당신 잘못이 아니다 ...48
혼자라서 외로운 것이 아니라 혼자이지 못해 외롭다 ...55
뇌가 우울하면 치매가 맨발로 달려온다 ...63

chapter 2. 우리의 뇌는 무엇을 원하는가

위기에 빠진 뇌 ...74
유아기의 뇌 - 뇌는 생존을 갈구한다 ...78
아동기의 뇌 - 내 손을 잡아줘요 ...88
청년기의 뇌 - 흔들리며 피는 꽃 ...100
성년기의 뇌 - 뇌는 공감과 소통을 꿈꾼다 ...115
중년기의 뇌 - 뇌가 좋아하는 것을 하라 ...124
노년기의 뇌 - 뇌에게 포기란 없다 ...134

chapter 3. 치매 없는 미래를 위한 뇌 사용법

무엇을 어떻게 먹을 것인가 ...148

몸을 움직여야 뇌가 춤춘다 ...165

배워서 남을 줘야 뇌가 웃는다 ...179

뇌도 푹 쉬고 싶어진다 ...188

불통에서 소통으로 뇌를 위로하라 ...198

맨발의 청춘으로 뇌에 활력을 ...209

마음 다스리기로 굿바이 치매 ...219

chapter 4. Good bye 치매, 나를 넘어 공동체로

치매를 잊은 사람들 ...230

늑대는 홀로 울지 않는다 ...239

홀로 지내는 부모를 위한 치매 예방 ...246

치매, 나만의 문제가 아니다 -치매안심마을 ...250

나의 뇌를 지켜주는 마을 공동체 -순천 철도관사마을 ...255

치매환자는 기피 인물이 아니다 -치매 카페 ...259

치매환자의 천국 -호그벡 치매마을 ...262

공존으로 여는 치매 예방 ...266

4차산업시대와 치매 예방의 내일 ...269

Chapter 1

뇌를 알면
치매가 두렵지 않다

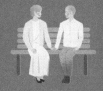

치매,
나이 탓이
아니다

　일본 센다이 까마귀들은 호두를 까기 위해 놀라운 행동을 한다.

　자동차를 이용해 원하는 호두 알맹이를 얻는다. 차가 지나갈 길목에 호두를 떨어뜨려놓고 바퀴가 호두를 밟고 지나가길 기다린다.

　심지어 신호등 위에 앉아 이러한 행동을 반복하는 까마귀들도 있다. 신호 대기 중인 차의 바퀴 앞에 호두를 내려놓는다. 신호등 위로 돌아와 신호가 바뀌기를 기다린다. 신호가 바뀌고 호두의 껍질은 깨진다. 그러나 차들은 꼬리를 물고 이어진다. 섣불리 나섰다가 차에 치일 것을 알기 때문에 정지 신호로 바뀔 때까지 기다린다.

까마귀는 어떻게 이런 행동을 할 수 있을까?

경험을 통해 학습한 것이다. 이 학습 내용이 뇌에 새겨져 자연스런 행위로 이어진 것이다.

"머리로는 알겠어요. 하지만 심장이 시키는 일이라 어쩔 수 없어요."

딸의 결혼 상대를 마땅치 않게 여기는 부모에게 건넨 딸의 말이었다. 자식 이기는 부모 없다고, 더 이상 반대하지 못했다. 게다가 생명과 영혼의 중심인 심장이 시킨다지 않는가.

고대 이집트인들은 영혼에 심장이 있다고 믿었다. 미라를 제작할 때, 뇌를 포함하여 모든 장기를 밖으로 꺼냈다. 하지만 심장만은 건드리지 않았다. 영혼이 깃든 심장을 통해 미라가 환생하리라 여겼기 때문이다.

인류의 위대한 스승인 철학자 아리스토텔레스 역시 마음은 심장에 깃들어 있다고 믿었다. 그 믿음은 오랫동안 지속되었다. 그리고 지금까지 우리는 암묵적으로 받아들이고 있다.

사실, 심장은 아무것도 강요하지 않는다. 근육의 수축과 팽창으로 혈액을 공급하는 것 외에 다른 기능은 없다.

신체의 모든 기능을 지시하는 것은 뇌이다. 느끼고, 판단하고, 결정하는 모든 과정까지 뇌의 작동에 따른 것이다.

치매란 이러한 뇌의 기능에 문제가 생기는 질환이다.

숲길을 걷다 맹수와 마주쳤다. 이 상황에서 당신은 어떻게 행동할 것인가?

달아난다. 움직이지 않는다. 싸운다.

두려움과 공포를 대처하는 인간의 반응은 도망, 정지, 투쟁 등세 가지로 나타난다. 어느 경우든 뇌의 지시에 따른 행동이다. 뇌에 쌓인 기억들이 작동해 행동할 방향을 알려준다.

비단 인간에 국한된 행동 양식이 아니다. 뇌를 지닌 모든 생물은 제 나름의 기억으로 생존 방식을 택한다.

행동은 기억의 산물이다. 뇌 안에 기억된 정보를 바탕으로 판단한다.

위기의 상황에서 도마뱀은 스스로 꼬리를 끊고 달아난다. 풍뎅이는 죽은 척 연기를 해 적의 시선에 혼란을 준다. 복어는 한껏 배를 부풀려 적에게 만만한 상대가 아니라는 사실을 알린다.

막다른 골목에 몰린 쥐가 고양이를 문다? 괜히 생겨난 말이 아니다. 도망을 선택하라고 명령했던 뇌가 다시 판단해 내린 결정이다.

여기서 한 가지 의문이 생긴다. 고양이가 이미 배부른 상태였다면, 심심풀이로 장난이나 치려는 의도였다면 상대에게 이빨을 드러낸 쥐의 선택은 옳았을까? 오히려 고양이의 분노를 키워 목숨을 잃은 것은 아니었을까? 만약 그랬다면 쥐가 자초한 꼴이 되고 만다. 차라리 죽은 척 바닥에 납작 엎드려 있는 편이 나았다.

잘못은 드러낸 이빨에 있지 않다. 고양이의 의도를 제대로 파악하지 못한 뇌의 탓이다. 뇌의 판단 착오로 엉뚱한 행동을 한 셈이다.

진화를 통해 인간의 뇌는 발전해 왔다

진화의 시각에서, 인간의 역사는 뇌의 역량을 확대하는 과정이다. 생존을 위해 뇌는 끊임없이 적응과 변화를 시도했다. 즉, 약점을 위장하거나 보완했고, 장점을 키우는 역할을 뇌에게 맡겨 놓았던 것이다.

독거보다 공동체를 이루는 게 생존에 유리하다는 점을 인정했다. 안전한 장소를 찾아 굴속으로 들어갔고, 불이 맹수의 위협에서 보호해 준다는 사실을 알았고, 사냥을 위해 도구를 발명했다.

뇌의 능력 확대는 육체적 생존에 머물지 않았다. 인간이 만족할 만한 심리적 상태까지 이어졌다.

심리적 만족 상태를 간단히 '행복'으로 정의한다면, 인간은 왜 행복의 가치를 추구해야 하는가? 그리고 어떻게 행복에 이를 수 있을까? 그러기 위해 올바른 선택은 무엇인가?

해답은 온전히 뇌에 있다.

1.4 kg의 무게, 1400cc의 부피. 신경세포 1천억 개와 세포를 연결하는 신경망 수조 개. 휴식 중에도 전체 에너지의 20%를 사용하는 신체 기관.

바로 인간의 뇌이다.

길이 20센티, 너비 20센티, 깊이 15센티로 축구공보다 작은 뇌. 그러나 신체의 모든 기능은 물론 사고와 행동까지 뇌가 감당한다. 곧 육체적으로는 생존이, 심리적으로는 행복이 뇌의 통제 안에서 이뤄진다.

역사의 흐름 속에서 뇌의 역할은 점점 커졌다.

더 많은 정보를 수집해야 했다. 숱한 기억을 바탕으로 더 자주 정보를 재가공해야 했다. 또한 재가공한 정보로 더 빠른 선택을 해야 됐다.

기존의 뇌로는 이러한 요구를 제대로 감당할 수 없었다. 뇌의 부피를 키우는 전략을 세웠다. 뇌를 담는 용기, 즉 두개골의 크기를 비교하건대 선사 시대의 인류의 조상은 현대인의 뇌에 비해 훨씬 작았다.

그러나 뇌의 크기에는 한정이 있었다. 지나치게 큰 두개골은 출산의 곤란함, 수렵 채집에 따른 이동의 어려움, 노출의 위험 부담까지 뒤따르는 노릇이었다. 실제로 크로마뇽인의 뇌는 1500cc인데 반해 현재의 인류는 대략 1400cc로, 진화를 거듭하면서 오히려 작아졌다.

뇌의 신경세포 뉴런의 역할이 중요하다

크기를 줄이는 대신 다른 전략을 세웠다. 뇌세포 사이의 네트워크를 한층 촘촘하고 기민하게 연결하는 방법이었다.

바로 뉴런이다. 뉴런은 자극을 받아들이고 신호를 전달할 수 있도록 특수하게 분화된 세포다.

뉴런의 활성화로, 인간은 효율 높은 최적의 뇌 크기를 지니게 된 것이다. 따라서 머리가 크면 지능이 높다는 말은 적절치 않다.

머리가 좋은 인물을 꼽으라면 당상 떠오르는 이가 아인슈타인이다. 그의 뇌는 대단히 컸을까? 사후 기증된 뇌를 해부해 본 결과 일반인의 평균치보다 오히려 약간 작았다고 한다. 뇌의 크기와 지능의 연관성은 무시해도 좋다는 의미이다.

아인슈타인 뇌의 비밀은 두정엽의 하단 부위에 있었다. 일반인에 비해 15% 컸다. 특히 눈길을 끄는 것은 뇌의 신경세포를 감싸고 있는 미엘린이 월등히 많았다는 점이다. 미엘린은 정보처리 능력을 향상시킨다.

늙지 않는 뇌의 비밀은 바로 미엘린

뇌의 신경세포를 통칭해 뉴런이라고 부른다.

세포와 세포의 사이에서 자극을 전달하고 연결하는 통로를 시냅스라고 한다. 미엘린은 뉴런을 여러 겹으로 감싸고 있는 절연체이다. 일종의 전선의 피복과도 같다.

미엘린의 상태에 따라 신경 전달 속도가 달라진다. 미엘린이 건강해야 뉴런과 뉴런 사이의 연결이 원활하다.

미엘린은 뉴런과 달리 소멸되지 않는다. 계속 덧입혀진다. 사용하면 할수록 미엘린은 더욱 활성화를 이뤄 전달 능력이 높아진다.

미엘린은 계속 성장한다. 쓰면 쓸수록 미엘린은 더욱 열심히 역할을 수행한다. 이 점이 늙지 않는 뇌를 만드는 포인트이다.

그 세포를 얼마만큼 활기차고 건강하게 만드느냐에 따라 뇌의 청춘은 유지된다.

노망(老妄).

예전에는 치매를 두고 그렇게 명명했다. 나이 때문에 망령이 들었다는 뜻이다. 치매를 노년층에 찾아오는 불청객쯤으로 여겼다. 나이가 들면 뇌도 늙고, 뇌의 기능이 떨어지면 치매에 걸린다는 것이다. 결국 나이 탓이었다.

물론 치매가 대표적 노인 질환이긴 하다. 그렇다고 나이가 곧 치매의 원인일 수는 없다. 중장년기, 심지어 청소년기에도 치매 증상이 나타나고 있기 때문이다.

필자의 치매 예방 교육장에는 십중팔구 어르신들이 주를 이룬다. 젊은이가 찾아오면 그렇게 반가울 수가 없다. 그들은 대체로 치매에 걸린 부모님을 돌보기 위한 목적이다.

그러나 필자는 내심 그들 자신을 위한 방문으로 여긴다. 치매 예방 교육은 나이와 무관하게, 오히려 어린 시기부터 필요하기 때문이다.

노년층의 50% 이상이 가장 걱정하는 질병으로 치매를 꼽고 있다. 언제든 걸릴 수 있다는 두려움에 사로잡혀 있다. 그러나 정작 걱정하고 두려워할 것은 나이에 있지 않다. 치매는 나이가 들었기 때문에 걸리는 것이 아니기 때문이다. 우리 스스로 치매 위험 요소에 얼마나 노출되어 있느냐에 달린 것이다.

치매, 나이 탓이 아니다.
치매 예방에 대한 준비만 제대로 되어 있다면, 얼마든지 치매 없는 여생을 지낼 수 있다.

뇌는
늙지
않는다

그리스 신화에 나오는 이야기다.

트로이의 왕 라오메돈의 아들 티토노스는 대단히 잘생긴 사내였다. 새벽의 여신 에오스는 티토노스의 외모에 흠뻑 빠져 사랑하게 되었다. 둘의 사랑이 깊어졌을 때, 에오스는 티토노스가 인간이라는 사실이 서글펐다.

에오스는 제우스를 찾아갔다. 티토노스에게 죽지 않는 불멸의 생을 달라고 간청 했다. 제우스는 부탁을 들어줬다. 그러나 에오스는 한 가지를 잊어버렸다. 늙지 않는 것까지는 부탁하지 않은 거였다.

세월이 흐르면서 티토노스는 늙어갔다. 잘생긴 얼굴은 주름 투성이가 되었고, 목소리는 쇠약해져 알아듣지 못할 말을 중얼거렸다. 에오스는 그런 티토노스를 견딜 수 없었다. 결국 매미로 만들어버렸다.

사람들은 죽을 때까지 늙지 않기를 원한다.

늙은 채로 영원히 살기를 원하지도 않는다.

그러나 둘 모두 우리가 기대할 수 없는 것이다. 예외 없이 죽고, 예외 없이 늙는다.

노화는 피할 수 없지만, 뇌는 늙지 않을 수 있다

성장, 성숙, 노화.

세상의 모든 생명체가 겪는 생성과 소멸의 과정이다. 인간 역시 이 단계에서 벗어나지 않는다. 태어나면서부터 청년기까지 근골계와 내부 장기는 자란다. 성장을 이룬 상태에서 한동안 젊음을 유지하다가, 나이가 들면서 육체적 기능은 쇠퇴의 단계로 접어든다.

육체적 노화는 다른 부분까지 영향을 미친다. 심리 상태를 혼돈과 위축에 빠뜨려 정서와 성격의 변화를 불러온다. 나아가 사회적 활동의 축소와 관계의 단절로 이어진다.

노화는 피할 수 없는 자연의 법칙이다. 신체 장기 중 하나인 뇌 역시 다를 바 없으리라.

그러나 뇌는 늙지 않는다. 정확하게 말하자면, 뇌를 늙지 않게 할 수 있다. 뇌는 스스로 젊음을 유지할 방법을 지니고 있다. 그걸 찾아내 적절한 방법에 맞춰 노력을 기울인다면 청춘의 뇌를 지닌 채 평생 살 수 있다.

우리의 뇌에는 1,000억 개의 뇌세포가 자리한다.

나이가 들면 하루에 몇만 개씩 소멸하는 것으로 알려졌다. 몇만 개의 뇌세포가 죽는다면 엄청난 손실처럼 보일 것이다. 그러나 전체 뇌세포 안에서는 표시도 나지 않을 만큼 소량이다. 따라서 뇌세포의 소멸로 뇌가 치명적 영향을 받는 것은 아니다. 노화의 원인이라고 볼 수 없다.

주목할 것은 뇌세포, 즉 뉴런의 형태이다.

뉴런은 나무와 같은 모양새를 갖고 있다. 뇌의 건강은 뉴런의 상태와 직접적인 연관을 갖는다. 뉴런의 나무뿌리와 가지를 닮은 돌기들이 풍성하게 펼쳐져 있다면, 좋은 건강을 유지한 것이다. 반대로 뿌리가 앙상하고 가지가 마른 듯한 형태라면, 뇌가 허약해진 것이다.

뉴런의 연결망에 따라 뇌의 상태가 결정된다

뉴런은 뇌에 무엇이 유입되는가에 따라 변한다. '청춘의 뇌'가 될 수도, '노인의 뇌'가 될 수도 있다는 의미이다.

'노인의 뇌'는 뉴런과 뉴런의 연결망이 제대로 작동하지 않는다. 그러나 '청춘의 뇌'는 뉴런이 풍성한 뿌리와 가지를 지니고 있어 옆의 뉴런과 원활하게 상호작용이 일어난다.

그러므로 뇌의 노화는 피할 수도, 막을 수도 있다.

실제로 뉴런의 활성화에 도움이 되는 일상을 사는 사람의 뇌는 늙지 않는다. 과학적으로 다양한 임상 과정에서 드러난 사실이다. 대표적으로 뇌의학 최고의 권위자인 다니엘 에이멘은 세계 최대의 뇌 영상 데이터베이스를 통해 이를 입증하였다.

뇌는 위대하다.

뇌 공부를 하면 할수록 그 기능과 역할에 절로 감탄하게 된다. 그러나 대답히 복잡해 여전히 많은 부분이 미지의 영역으로 남아 있다.

1천억 개의 신경세포는 100조 개의 연결망을 갖고 있다. 이를 시냅스라고 한다.

시냅스는 뇌에 입력된 정보를 저장하고 저장된 정보를 연결해 생각하고 판단하고 행동하게 한다. 이 기능을 제대로 수행하지 못할 때 기억력과 인지력이 떨어진다. 건망증, 비정상적 감정, 돌출 행동, 신체 기능 저하 등등 비정상적 모습을 보인다.

시냅스가 활발하게 작동한다면, 얼마든지 '청춘의 뇌'로 살아갈 수 있다.

뇌의 가소성으로 젊음을 유지할 수 있다

뇌는 끊임없이 변화한다. 외부 자극과 환경에 발맞춰 대응하고 적응하려는 특성을 갖는다. 이러한 변화의 특성을 두고 뇌의 가소성이라고 한다.

뇌의 가소성은 인간에게 축복의 메시지와도 같다. 뇌를 늙지 않게 하기 때문이다. 뇌의 신경세포가 활발하게 생성되고 활동할 조건을 마련한다면, 생을 마치는 순간까지 뇌의 가소성으로 인해 젊음을 유지할 수 있다.

그렇다. 뇌는 원래 늙지 않는다. 다만, 우리 스스로 늙게 만들 따름이다. 그러므로 치매는 피할 길 없는 질병이 아니다. 뇌의 가소성만 살핀다면 얼마든지 예방이 가능하다는 뜻이다.

뇌의 가소성에 대해 잘 알려진 연구가 있다.

런던의 택시기사를 대상으로 뇌의 구조를 조사했다. 택시기

사들은 동일한 나이의 일반인에 비해 해마가 7% 큰 것으로 드러났다. 이유는 택시기사 자격을 얻기 위해선 런던의 모든 거리를 익혀야 하는 시험 때문이었고, 당연히 공간 기억을 담당하는 해마를 활발하게 사용한 결과였다.

과거에는 뇌의 신경회로는 고정되어 있다고 믿었다. 그러므로 뇌는 변하지 않는다고 했다. 한 번 손상된 뇌는 회복이 불가능하다고 여겼다.

하지만 뇌의 가소성은 이러한 관념을 뛰어넘었다.

뇌를 바꿀 수 있다. 뇌를 좋은 방향으로 변화시킬 수 있다.

뇌 가소성의 특성은 주로 대뇌피질에서 나타난다. 대뇌피질은 대뇌반구의 바깥층을 감싸고 있는 2~3mm의 회백질 부분이다. 이 회백질 부분에 신경세포들이 모여 있다.

대뇌피질은 깊게 주름져 있다. 주름진 피질을 편다면 대략 신문지 한 면 정도의 넓이가 된다.

대뇌피질의 역할은 지적 기능을 담당한다. 또한 신경계의 최고 중추 역할을 한다. 감각기관을 통해 들어온 정보를 판단하고 명령을 하기도 한다.

수많은 세포들과의 끊임없는 신경 정보 교환을 통해 다양한 사고 활동을 수행한다. 이처럼 다양한 활동을 하는 대뇌피질은 두께나 무게를 통해 인지적 수행 잠재력을 판단하는 지표가 된다.

우리가 기존과 다른 환경에 처했을 때, 뇌의 신경체계는 적응 과정을 통해 자기조정 능력을 갖는다. 다시 말해 스스로 뇌의 구조와 뇌의 기능을 변화시키는 것이다. 이러한 과정을 수행하기 위해 뇌는 신경 전달 물질의 양을 증가시킨다.

뇌의 가소성은 외부의 조건에 대한 반응이다

예컨대 새로운 친구를 만났다고 치자. 얼굴, 이름, 태도 등은 정보로서 뇌에 입력된다. 그 순간 뇌의 가소성이 발동된다. 입력되는 정보가 차단되지 않는 한 가소성은 계속 반응한다.

그러나 어떠한 조건인가에 따라 그 반응이 달리 나타난다. 즉 뇌의 기능을 좋게도 나쁘게도 할 수 있다는 의미이다. 또한 노화 상태로 방치할 수도, 청춘의 뇌로 활기차게 이끌 수도 있다.

긍정적인 생각, 긍정적인 말, 긍정적인 행동, 긍정적인 삶 등은 뇌 가소성의 기능을 구축하게 된다. 하지만 스트레스, 부정적인 태도는 가소성을 떨어뜨린다. 꾸준한 유산소 운동과 근력운동, 평생 학습 교육을 통한 지적 호기심, 바른 먹거리가 뇌의 가소성을 올려준다.

뇌 훈련을 통해 장애를 극복하고 자신의 뇌를 바꾼 사례

바바라 애로우스미스 영은 인지 교육 분야의 개척자로 인정받는다.

그녀는 자신의 뇌를 바꾼 사람으로 주목을 받고 있다. 특히 그녀의 책『매일매일 성장하는 뇌(원제- The woman who changed her brain)』는 뇌를 변화시킨 인간 승리의 기록이다.

그녀는 다중 학습장애를 갖고 태어났다. 지능이 낮다 보니 20대 중반까지 시계를 읽을 수가 없었다. 당연히 시간 개념을 이해하지 못했다.

공간 인지 능력에도 문제가 있어 넘어지거나 길을 잃었다. 달려오는 차의 연속성을 이해하지 못해 목숨까지도 위태로울 때가 많았다. 사람과 사람의 관계 또한 이해를 못했다. 추상적인 개념을 이해하는 데도 한계가 있었고, 난독증으로 글의 내용과 의미를 알 수도 없었다. 당연히 학업을 따라가기도 어려웠고, 일상생활도 힘들었다. 왼쪽 손이 뜨겁다는 것을 느끼지 못해 늘 위험에 노출될 수밖에 없었다.

그녀에게 많은 영향을 준 것은 아버지였다. '세상에 답이 없을 때 네가 답을 찾고자 해야 한다'는 아버지의 말은 그녀에게 크나큰 힘이 되었다.

그녀는 자신의 장애가 뇌에 원인이 있다는 사실을 알았을 때,

한 연구 발표를 접하게 된다. 연구는 쥐를 대상으로 한 실험으로 자극에 의해 쥐의 뇌가 변한다는 것이었다.

쥐의 뇌도 변화하는데 사람의 뇌가 변화하지 않는 게 뭐가 있을까.

그녀는 가장 불편한 시계를 보는 것부터 훈련했다. 시계 카드를 사용해 지속적으로 연습했다. 시계를 맞추는 단순한 작업이었지만 3개월 정도 계속 되풀이했다.

어느 날 책을 폈을 때, 자신이 책을 읽는 중이라는 것을 이해하고 있다는 느낌이 들었다. 시계 카드 맞추기 훈련 경험을 통해, 불편한 것을 하나씩 극복하기로 마음먹었다.

그녀는 약한 뇌의 기능을 강화시킬 훈련들을 스스로 찾아냈다. 그 효과를 놀라웠고, 부단한 노력으로 학습장애를 극복하였다. 그녀는 아동학을 전공하고, 심리학 석사 학위까지 받았으며 캐나다에서 뇌 발달 전문 교육기관을 설립해 30년 넘게 운영하고 있다.

그녀는 자신의 경험을 바탕으로 장애를 가진 아이들을 위한 인지 훈련 프로그램을 만들었다. '애로우스미스 프로그램'으로 현재 캐나다와 미국의 여러 학교에서 채택하고 있다.

뇌의 가소성을 자신의 인지 훈련 프로그램을 통해 증명했다.

뇌는 변화하므로 어떤 결함으로 기능을 하지 못할 때, 훈련을 통해 옆에 있는 신경세포들이 그 기능을 대처할 수 있게 한다.

그녀는 자신의 책에서 다음과 같이 밝혔다.

'뇌는 마치 하나의 근육과 같습니다. 만약 당신이 뇌를 올바른 방법으로 훈련시키기만 한다면, 뇌의 능력을 높일 수 있습니다. 뇌는 자신의 자극에 반응하면서 항상 변합니다. 무엇보다 정보 처리를 하는 신경회로를 개선하는 올바른 훈련을 받으면, 문제가 되는 약한 인지 기능을 강화시킬 수 있습니다.'

뇌는 고인 물이 아니다. 물리적으로, 화학적으로, 기능적으로 변한다. 변화 속에서 뇌는 늙지 않는다. 다만, 우리 스스로 뇌를 늙도록 방치할 따름이다.

따라서 올바르게 관리한다면 뇌는 변함없이 젊음을 유지한다. 성숙과 발달과 노화의 과정에서 노화를 삭제해낼 수 있는 게 뇌이다. 바로 뇌의 가소성 때문이다.

나이가 들어 치매에 걸린 게 아니다.

뇌를 늙게 만들어 치매에 걸리는 것이다.

사랑하는
당신이 나를
모른다 하면

　그는 중견 배우이다.

　오랫동안 무명 연기자로 지냈다. 이제는 누구나 알아볼 만큼 유명세를 얻었다. 그의 코믹 연기는 특히 대중의 주목을 받고 있다. 대중에게 웃음을 선사하는 연기자이지만 막상 스크린 밖의 그는 울고 싶은 심정이다.

　그는 배고픈 무명 시절을 견뎌냈다. 순전히 어머니의 헌신이 있었기에 가능했다. 소위 청상과부가 된 어머니는 궂은 일도 마다하지 않고 힘겹게 살아왔다. 그럼에도 내색 없이 묵묵히 아들의 앞길을 응원했다.

그가 배우로서 이름을 알리기 시작한 무렵, 어머니에게 이상 증상이 나타났다. 건망증 증세를 보였고, 같은 말을 되풀이했고, 이웃을 의심했다. 병원에서는 치매 초기라고 진단했다.

이제 막 어머니의 힘겨운 생활이 끝났다. 그로선 비로소 제대로 아들 노릇을 할 때가 되었다. 그러나 치매라니? 그는 하늘이 무너지는 듯 괴로웠다.

그는 중요한 배역마저 사양할 정도로 어머니를 극진하게 돌보았다. 치매 증상이 다발적으로 나타난 어머니 곁을 지키는 건 결코 쉬운 일이 아니었다. 주위에선 요양 시설을 갖춘 치매 전문 병원을 추천했지만 그는 선뜻 동의할 수 없었다.

그렇게 2년이 지난 어느 날, 어머니가 그를 알아보지 못했다. 마치 처음 본 사람처럼 그를 대했다. 아무리 과거의 일들을 들춰내 기억을 소생시키려 애써 봐도 어머니에게 그는 그저 낯선 타인일 뿐이었다.

홀어머니와 외아들. 그 관계마저 망각해버린 현실 앞에서 그는 절망했다. 서러워 울기도 많이 울었다. 그러나 직감했다. 어머니를 전문적으로 돌볼 곳으로 보낼 순간이 다가오고 있었다.

'치매는 과거의 나쁜 기억을 지우려다 좋은 기억마저 없애버리는 것이다.'

치매에 대해 이렇게 기술한 작가가 있다. 치매의 불편함을 줄여 보려는 작가의 의도가 엿보이지만, 그저 소설 속의 이야기일 따름이다.

치매의 기억 상실은 대체로 단기기억에서부터 시작되긴 한다. 그렇다고 선택적 기억 삭제는 가능하지 않다. 의도와 무관하게, 어쩔 도리도 없이 기억이 사라진다. 결국, 위의 사례처럼 치매가 깊어지면 한 인물의 기억 전체가 뭉텅 삭제된다.

치매환자인 아버지에게 딸이 물었다.

"내가 누구예요?"

"몰라."

"아버지의 딸이잖아요. 내가 누구예요?"

그래도 아버지는 모른다는 대답만 했다. 되풀이해 묻건만 번번이 고개만 저을 뿐이었다.

"그럼 아버지는 누구예요?"

이 질문에는 대뜸 화를 냈다. 물건을 집어던지며 접근조차 못하게 했다.

사람은 타인을 통해 자신을 확인한다. 타인을 기억하지 못한다면 나의 존재, 나아가 삶 전체가 무력해진다. 그런 상황에 분노할 수밖에 없는 것이다.

생각하고 판단하고 결정하는 과정은 뇌의 축적된 기억을 통해 이뤄진다. 치매가 두려운 이유는, 뇌의 기억을 상황과 조건에 맞게 이용할 수 없기 때문이다. 처음에는 타인이 기억 속에서 사라진다. 마지막에는 자신이 누군인지조차 모르게 된다.

치매의 진행 속도를 늦출 수 있을까?

우리가 치매를 의심하며 병원을 찾는 이유는, 기억력이 심하게 감퇴되기 때문이다. 이때 치매 진단을 받았다면, 대체로 치매 초기 단계이다.

치매 진단을 받았다고 당장 급속한 변화가 일어나는 건 아니다. 통계를 살펴보면, 치매는 초기 진단을 받은 이후 대략 10년에 걸쳐 진행이 된다.

1년 ~ 4년: 기억력 저하

5년 ~ 8년: 망상, 배회, 환각 증상

9년 ~ 10년: 운동 능력 상실, 대소변 못 가림,

전적으로 돌보미의 케어에 의지

치매의 진행 속도를 늦출 수 있을까?

충분히 가능하다. 특히 초기의 경우는 그렇다. 대표적으로 기억력 저하를 막으려는 노력이다.

엄밀히 말해, 치매 예방 교육은 발병 전에만 국한되는 것이 아니다. 진행을 늦출 수 있는 범위까지 넓혀 교육이 실시되어야 한다.

치매를 예방하고 싶다면 먼저 하드디스크를 채워야 한다

뇌를 컴퓨터에 비유하자면, 두 가지 기능으로 나눌 수 있다. 하드디스크와 램.

하드디스크는 측두엽에 해당되며 기억을 차곡차곡 저장하는 역할을 한다. 램은 해마로 필요한 때에 맞춰 기억을 떠올리는 기능을 담당한다.

치매환자의 경우 측두엽과 해마가 위축된 상태를 보인다.

치매를 예방하고 싶다면 먼저 하드디스크를 채워야 한다. 축적된 기억을 바탕으로 생각하고 판단하고 결정할 수 있기 때문이다.

그러나 불행하게도 우리는 기억을, 하드디스크를 채우는 과정을 방해받는 시대에 살고 있다. 물질문명의 편리함이 기억 저장의 기회를 앗아가기 때문이다.

당신이 기억하고 있는 전화번호는 몇 개인가?

강의 중에 이러한 질문을 한 적이 있었다. 1백여 명 중에서 최대 기억 개수는 여섯 개였다. 평균치는 세 개였고, 심지어 자신의 번호조차 기억하지 못하는 이도 있었다.

이러한 사례는 비단 전화번호뿐이 아니다. 익숙했던 길을 이제는 네비게이션의 도움 없이는 제대로 찾아가지 못한다. 또한 반드시 필요한 정보마저 뇌에 저장하지 않는다. 스마트폰 메모장에 옮겨놓고 필요할 때마다 확인한다.

굳이 기억할 필요가 없다는 건 뇌의 측두엽을 사용치 않겠다는 의미이다. 고인 물을 만들고 만 셈이다. 필연적으로 뇌는 위축될 수밖에 없다. 그만큼 우리는 치매에 더 많이 노출되는 것이다.

서술적 기억과 절차적 기억

기억은 뇌의 핵심 기능이다. 주로 대뇌의 신피질과 해마가 담당한다. 신피질과 해마에 기억을 각인하는 방법은 크게 둘로 나눌 수 있다.

서술적 기억과 절차적 기억.

서술적 기억은, 뇌에 담아둔 사건이나 사실을 의식적으로 떠올리는 것으로 언어로 표현할 수 있다. 어제 누구와 함께 영화를 보았는지 생각해낸다. 자동차 키를 어디에 두었는지 떠올린다. 영어의 문법, 수학의 공식을 필요에 따라 적용할 수 있다.

절차적 기억이란, 오랜 세월에 걸쳐 되풀이되어 익숙해진 기억이다. 굳이 떠올리려 노력하지 않아도 될 정도로 몸에 밴 기억을 의미한다. 젓가락 사용법을 기억해내지 않아도 몸이 알아서 음식을 집어낸다. 음악을 듣거나 창밖 풍경을 보면서도 운전할 수 있다. 수영 선수는 의식하지 않고도 자연스럽게 호흡을 하며 앞으로 나아간다.

치매환자의 경우 대체로 서술적 기억에서 절차적 기억 상실로 이어진다.

단어 다섯 개를 말해주고 잠시 후 말해보라고 하면 제대로 기억하지 못한다. 친지의 이름이나 나이를 잊어버린다. 길을 잃고 엉뚱한 곳에서 배회한다. 서술적 기억 상실이다.

중증 치매환자의 경우, 귤을 주면 그대로 입에 넣는다. 껍질을 까야 한다는 기억을 떠올리지 못한다. 심지어 음식을 입에 넣고 있기만 한다. 씹는 법을 잊어버린 탓이다. 절차적 기억 상실까지 진행된 것이다.

기억력이 떨어졌다고 대뜸 치매로 판단할 수는 없다.

소위 건망증은 나이가 들면 정도의 차이가 있지만 흔히 겪기 마련이다. 물론 안심해도 된다는 의미는 아니다. 의학적으로는 '경도인지장애'라고 일컫는 건망증이 치매로 확대될 위험 소지가 크기 때문이다.

기억력 저하는 바로 해마가 손상되었다는 증거다

단기기억력의 저하는 치매의 대표적 증상이다.

예전 일은 상세히 기억하면서도 최근 일어난 일은 잊어버린다. 그래서 같은 말을 되풀이해 묻거나 동일한 행동을 반복하게 된다.

어떤 상황이나 사건이 뇌에 저장되기 위해선, 단기기억을 장기기억으로 전환시키는 능력이 있어야 한다. 소위 기억력이 좋다 나쁘다는 이러한 전환 능력에 달려 있다.

이러한 전환은 해마에서 이뤄진다.

해마는 한의학에서, 건조해 약재로 사용하는 바다 생물 해마처럼 생겼다고 해서 그대로 해마(Hippocampus)라고 부르는 뇌의 한 부분이다. 대뇌변연계의 좌우에 자리한다. 지름 1센티미터, 길이 5센티미터. 작은 크기에 비해 무궁무진한 기억을 저정할 수 있어 '뇌 속의 우주'로 불린다.

해마는 기억의 중추이다. 새로운 정보를 뇌에 입력한다. 그리고 이미 입력된 정보를 내보낸다.

기억력 저하는 바로 해마가 제 기능을 발휘하지 못한다는 의미이다. 입력된 새로운 정보를 저장하지 못하며, 밖으로 꺼내는 재생의 능력도 사라진다.

건망증은 해마의 손상이 경미하거나 일시적으로 일어난 것이다. 집중해야 할 업무가 많거나, 수면이 부족하거나, 신체의 균형이 무너졌을 때 종종 나타난다. 외부 조건에 따라 흔히 겪는 현상이므로 크게 염려하지 않아도 된다. 단서를 제공하면 금방 기억을 떠올릴 수 있기 때문이다.

"그 배우 있잖아, 액션 연기 잘하고, 키 크고 얼굴 갸름한 배우……. 영화 매트릭스하고 존윅에 나온……."

"키아……."

"아, 맞다. 키아누 리브스."

누구나 경험하는 일이지 않는가. 심각하게 여길 필요는 없다. 다만 이런 증상이 지속되거나 자주 일어난다면, 그냥 방치해 두면 안 된다. 해마에 큰 손상을 입게 된다.

반면, 치매는 이미 해마 손상이 심각한 지경에 이른 것이다.

건망증처럼 단서를 제공해도 기억하지 못한다. 나아가 본인이 자신의 상태를 인식조차 하지 못한다.

건강한 해마를 위한 세 가지 방법

치매는 기억을 잡아먹는 괴물이다. 일단 문을 열고 들어오면 막을 길이 막막하다. 가벼운 건망증일지라도 가볍게 여기지 말아야 한다. 괴물이 문밖에서 문을 두드리는 신호로 받아들여야 한다.

괴물에게 문을 열어주지 않는 비법은 해마에 있다. 해마가 건강하다면 괴물은 스스로 돌아서고 말 것이다.

건강한 해마를 위해선 세 가지 방법에 주목해야 한다.

첫째, 충분한 수면.

둘째, 해마에 악영향을 미치는 스트레스 제거.

셋째, 적극적인 사용.

특히, 적극적인 사용이 중요하다. 해마에 끊임없이 정보를 넣어주는, 일테면 학습과 외부 활동 등 호기심을 발동시키기 위한 행위를 해야 한다.

고인 물은 썩는다. 흘러오고 흘러갈 때 자정 능력을 갖추는 것이다. 해마도 마찬가지이다. 해마를 깨우기 위해 해마의 기억

기능을 부지런히 써야 한다.

'두뇌는 많이 쓸수록 더 잘 움직이고 우리의 기분 역시 좋아집니다. 게다가 두뇌는 다른 신체 기관과는 대조적으로 반복해서 사용해도 결코 닳지 않습니다. 자극을 주면 줄수록 오히려 더 좋아집니다.'

신경과 전문의 리처드 레스택이 그의 저서 『두뇌 운동』에서 밝힌 바이다.

뇌는 잠들고 싶어하지 않는다. 깨어 있기를 바란다. 이를 위해 자극이 필요하다.

나이가 들어 기억력이 떨어진 탓에 치매에 걸리는 것이 아니다. 스스로 기억하기를 포기한, 잠든 뇌로 만든 까닭에 치매에 걸리는 것이다.

그렇다. 치매는 기억과 깊은 연관이 있다. 뇌는 끊임없이 정보가 입력되고 재생산되길 원한다. 뇌의 기억 장치를 방치한다면 치매를 자초하는 셈이다.

우리의 뇌는 늙지 않았다.

사용하면 할수록 청춘의 뇌를 유지할 수 있다.

치매,
당신 잘못이
아니다

B씨는 비만으로 고민이 많았다.

정확히 말해 날마다 스트레스에 시달리고 있었다. '살' 이야기만 나와도 자신을 향한 비난으로 들렸다. 살을 빼지 못하는 게 단지 다이어트 문제가 아니라 자신의 존재 자체가 부정당하는 기분이었다.

될 대로 되라지. 차라리 포기해 마음이라도 편해지고 싶을 지경이었다. 하지만 여전히 이런저런 방식의 다이어트 방법에 매달렸다. 물론 실패의 연속.

결국 병원을 찾았다. 의사는 근심 어린 B씨의 얼굴을 보며 말했다.

"비만은 당신 탓이 아닙니다. 당신의 장에 있는, 비만을 일으키는 미생물 때문입니다."

따지고 보면 장내 미생물도 그럴 만한 환경을 만든 B씨의 잘못이었다. 그럼에도 적잖이 위로를 받았다. 자신의 나약한 의지때문에 비만을 해결하지 못한다고 여겨온 터였기에 더더욱 그랬다.

의사의 설명을 정리하면 이렇다. 스스로를 괴롭히는 생각부터 멈추라고 했다. 다이어트가 스트레스의 요인이 되어 오히려반작용을 일으키므로 마음가짐을 달리하라는 뜻이었다. 사실그랬다. 숱한 다이어트 요요 현상을 겪었다. 그때마다 겪어야 하는 좌절은 폭식으로 이어지곤 했다.

의지가 부족한 것이 아니라 장내 미생물이 문제인 것이다. 그러므로 내 탓이 아니다. B씨는 스스로를 비난의 구렁텅이로 몰아넣을 필요가 없다는 말에 안도했다. 부정적인 생각을 바꿔 자신 있게 비만을 상대할 수 있을 듯했다.

치매도 다이어트 과정과 비슷하다.

비록 치매에 걸릴 만한 상황을 초래했을지라도, 내 탓이라며스스로를 꾸짖을 필요는 없다. 자책은 스트레스를 가중시킨다.

스트레스는 치매에게 문을 활짝 열어주는 것이다.

적당한 긴장은 뇌를 깨운다

긴장 속에서 뇌는 위기를 돌파할 방법을 찾는다. 높은 집중력은 목표를 해결할 동력이 된다. 그러나 긴장이 지나치게 강렬하거나 길게 이어지면 스트레스로 변한다.

이러한 스트레스는 뇌를 공격한다. 뉴런의 생성과 성장을 막는다. 스트레스에 지속적으로 노출이 될 경우, 뇌가 크게 위축된다. 판단력은 물론 기억력이 떨어진다. 스트레스로 인해 뇌가 늙어버리는 것이다.

"젊은 시절부터 마음 고생이 심했어요."

치매를 앓고 있는 아내를 돌보는 P씨(65세)의 말이다.

그 대표적인 마음 고생을 자신의 외도로 꼽았다. 외도 기간이 10여 년에 달했다. 그동안 줄곧 아내는 속앓이를 했을 테고, 홀로 생활을 책임지며 세 자녀를 키웠다. 돌아보면 아내의 치매는 온전히 P씨 자신의 탓이었다. 뒤늦게 후회하고 자책해 보건만, 인지 기능을 상실한 아내에게 용서를 구할 수도 없게 되었다.

마음 고생을 달리 표현하면 스트레스다. P씨 아내의 지속적인 스트레스가 결국 치매에 이르게 했다. 해소하지 못한 스트레스가 뇌의 기능을 잠식했던 것이다.

스트레스는 치매의 원인

스트레스는 모든 병의 원인이다. 치매에도 예외가 아니다.

지속적으로 스트레스를 받으면 뇌의 독성 단백질 '베타아밀로이드'가 생성된다. 이것이 뇌세포의 표면에 달라붙는다. 이러한 유착이 독성을 갖으면서 기능 저하는 물론 기능을 소멸시킨다. 곧 알츠하이머 치매의 원인이 되는 셈이다.

미국의 한 메디컬센터에서 65세 성인 1,064명을 대상으로 6년 동안 스트레스 반응 결과를 조사 했다. 스트레스에 민감한 사람들이 아닌 경우에 비해 2배 이상 치매에 걸릴 확률이 높았다.

현대 사회는 정신적 육체적 스트레스에 도리 없이 노출될 수밖에 없다. 그중에서도 매 순간 지속적으로 쌓이는 만성 스트레스는 건강에 큰 문제를 일으킨다. 부정적인 영향과 더불어 기억을 담당하는 뇌 핵심부인 해마에 직접적인 영향을 주기 때문이다.

해마는 외부환경에서 받아들인 감정, 장면, 느낌, 행동들의 정보를 저장 출력하는 역할을 한다. 만성적 스트레스로 변연계를 과도하게 활성화시킨다. 불안, 공포, 부정적 감정을 편도체에 저장한다. 또한 신경세포의 기능 저하로 인해 해마의 크기가 줄어들어 치매로 이어진다.

요즘 '자연인'이라는 말이 유행한다.

'나는 자연인이다'라는 TV프로그램 역시 인기를 끌고 있다. 특히 40, 50대 남성들에게는 일종의 로망이 되고 있다.

'자연인'은 스트레스와 무관한 삶을 살게 될까? 정도의 차이는 있겠지만, 또 다른 차원의 스트레스와 마주해야 할 것이다. 자연과 벗 삼아 살아간다지만, 인간이 인간에게 느끼는 즐거움과 기쁨을 완전히 외면할 수 있을지 의문이다.

스트레스에서 완벽하게 벗어나는 방법은 없다

인간은 엄마 뱃속에서부터 죽음에 이르기까지 스트레스를 받는다. 그러므로 스트레스 자체가 문제는 아니다.

핵심은, 스트레스를 어떻게 관리하느냐이다.

임신 기간 중 스트레스가 많은 산모의 아이와 그렇지 않는 경우를 비교해 조사했다. 스트레스가 많은 산모의 아이들의 뇌가 훨씬 더 발달되었다. 태아가 스트레스에 노출되었지만 신경계가 스트레스에 대처하는 방법을 알았던 것이다.

적당한 스트레스는 오히려 태아의 두뇌 발달을 도왔다. 스트레스에 적응하는 자연스런 과정이라고 할 수 있다.

반대의 사례가 있다.

어린 시절 심각한 학대를 당한 여성의 뇌를 조사했을 때, 왼쪽 해마가 손상된 것으로 나타났다. 기억을 받아들이고 재구성하는 능력이 약화된 것이다. 스트레스를 대처할 능력 자체를 상실했다는 의미이며, 처음부터 치매의 위험을 안고 있다는 것이다.

노년층을 대상으로 한 연구도 주목할 만하다.

스트레스는 무조건 나쁘다고 인식하고 살아가는 사람들 그룹, 적당한 스트레스는 건강에 좋다는 사람들의 그룹을 비교했다. 결과는 후자의 경우가 훨씬 건강한 삶을 유지하고 수명도 길었다.

스트레스는 무조건 나쁘다?

이러한 고정관념부터 바꿔야 한다.

인생의 전 과정을 함께하는 스트레스다. 좋은 스트레스로 평생 친구로 삼고 살아야 한다. 좋은 스트레스는 심신을 안정시키고 자기를 성장시킨다. 또한 면역력을 증가시키며 세포의 활성도를 높인다.

긍정적 시각으로 바라보는 적당한 스트레스는 뇌를 위축시키는 것이 아니다. 오히려 긴장감을 불러일으켜 뇌를 활성화시킨다.

1958년 스트레스 연구의 대가 노벨의학상을 받은 한스 셀리는 말했다.

"적당한 스트레스가 없으면 인간은 멸망하며, 어떤 사람에게 스트레스를 완전히 제거하면 그 사람은 무능해진다."

혼자라서
외로운 것이 아니라
혼자이지 못해 외롭다

"나는 혼자서도 잘 놀아요."

심리 코칭 과정에서 만난 17세 소녀의 말이다. 외롭지 않느냐고 필자가 물었다.

"아무 문제 없어요. 오히려 사람들 속에 있으면 외로워요."

소녀는 슬며시 미소까지 지었다. 그러나 마음속에서 우러나오는 웃음으로 보이진 않았다. 현실을 어쩔 수 없어 참고 받아들이고 있다는 느낌이었다.

인간은 사회적 동물이다. 이 세상을 혼자서는 살아갈 수 없다. 일시적으로 내면의 섬에 갇혀 지낼 수 있을지라도 결국 섬에서

탈출해 사람 속으로 들어가야 한다.

자연계에서도 무리에서 떨어져 독거하는 동물이 있다. 대개 포식의 능력을 지닌 맹수들이 그러하다.

반면 협동과 나눔이 필요한 동물들은 끊임없이 집단을 이룬다. 늑대는 15마리 안팎으로 공동체를 만든다. 개미는 하나의 굴 속에 무수한 개체들이 자리를 잡는다. 생존의 전략으로, 어떤 경우든 혼자보다 여럿이 모여야 살아남기에 유리한 조건이기 때문이다.

인간은 독거 생활을 할 만큼 강력한 생존 전략을 갖추지 못했다. 벌거숭이가 되어 밀림 속에 홀로 있다고 생각해 보면 쉽사리 짐작할 수 있다. 육체적으로 인간은 여타의 동물에 비해 우월한 점이 별로 없다.

강력한 근력, 멀리 보는 눈, 예민한 청각과 후각, 빨리 달리는 발, 카멜레온과도 같은 보호 능력, 독을 품은 이빨 등등. 생존에 필요한 전략적 무기를 거의 갖추지 못한 존재가 인간이다.

그러나 유일하다고 할 만한 능력이 있다. 바로 뇌가 가지고 있는 인지 능력. 생각하고 판단하고 선택하는 능력이다.

인지 능력은 저절로 생기는 것인가?

늑대 굴에서 자란 아이는 인간의 언어 대신 늑대의 의사 표시법을 배우는 법이다. 인간의 인지 능력도 다를 바 없다. 사람과 사람의 상호작용에서 비롯된다.

우리의 뇌는 본래 외부로 열려 있다. 열린 채 살아갈 수밖에 없다. 이를 아리스토텔레스는 '사회적 동물'이라는 말로 표현했다.

뇌는 열린 문과도 같다. 부단히 외부의 정보가 들어오고, 이를 재생산해서 밖으로 내보낸다. 뇌의 열린 문을 닫는 것이 외로움이다. 닫힌 상태에서 치매가 시작된다. 따라서 외로움은 뇌의 문을 닫고, 닫힌 뇌는 치매가 잘 자라날 온실과도 같은 구실을 한다. 외롭다면 그 원인을 찾아보고 변화시키려 노력해야 한다.

노년기 외로움은 뇌의 인지 기능을 악화시킨다

노년기의 외로움은 어쩔 수 없는 것인가? 차라리 숙명처럼 여기고 받아들여야 하는가?

몸이 늙어서 외로운 게 아니다. 뇌의 문을 스스로 닫아서 외로운 거다.

'노년기 외로움은 뇌의 인지 기능을 20% 악화시킨다.'

2015년 7월 미국 워싱턴 DC 알츠하이머 학회에서 발표한 연구 결과의 내용이다. 다시 말해 외로움은 치매의 치명적인 원인이 된다는 뜻이다.

'외로움을 잘 극복해야만 알츠하이머 치매를 늦출 수 있다.'

네델란드 암스테르담 VU 대학 찰링 얀 홀베르다(Tjalling Jan Holwerda)박사 연구팀의 연구 결과이다. 홀베르다 박사 연구팀은 치매 증상이 없는 65세 이상 남녀 2,100명을 대상으로 조사를 실시했다. 그 결과, 외로움을 느끼는 사람은 치매 발병률이 64%나 더 높았다. 외로움과 치매의 직접적인 상관관계를 보여준 보고이다.

알츠하이머 치매 발병 유전자로 알려진 APOE4를 통한 연구도 눈길을 끈다. 이 유전자가 없더라도 외로움에 사로잡혀 있다면, 치매 발병 시기가 10년 이상 빠르게 나타났다.

놀라운 연구 결과이다. 이처럼 노년의 외로움은 대부분 치매와 직결된다는 의미다.

우리의 뇌는 외로움을 두려워한다

"저년이 나를 굶겨 죽이려고 해."

치매에 걸린 시어머니가 오랜만에 찾아온 친지들에게 이렇게 말하는 경우는 흔한 예이다. 밤낮으로 돌본 며느리로서 억울하기 짝이 없다. 졸지에 악독한 며느리가 되어버린 꼴이니 그럴 만도 하다.

치매에 걸리면 단기기억장애로 모든 걸 금방 잊어버린다. 특히 음식 섭취에서 자주 나타난다. 늘 배가 고프다며, 밥을 주지 않는다며 항의한다.

이를 단순히 기억장애로 여겨야 하는가?

필자는 경험상 달리 생각한다. 기억장애 이면에는 정서적 공허함이 있다. 외로움을 배고픔으로 달리 표현한 것이다. 인지 기능은 상실했어도 뇌는 본능적으로 외로움에서 벗어나길 원하고 있다.

막 식사를 마치고도 밥을 달라는 치매 어르신을 위해선 어떻게 해야 할까? 외롭다는 뇌의 외침부터 살펴야 한다. 다시 식사를 제공하는 것은 아무 도움도 되지 않는다. 윽박지르고 설득하는 것 역시 마찬가지이다. 따뜻한 말 한 마디, 가벼운 스킨십이 훨씬 뇌의 요구에 응답하는 것이다.

그렇다. 우리의 뇌는 외로움을 두려워한다.

생존의 유전자가 고립을 피하라고 명령한다. 사람과 사람 사이에서 공존과 유대의 기회를 찾으라고 지시한다. 그 명령과 지시를 자주 외면할 때, 뇌는 스스로 열린 문을 닫고 만다.

일례로 이혼할 경우 치매 발병률이 2배로 올라가며, 평생 독신의 경우에는 무려 6배 상승한다는 연구 결과가 있다. 이혼과 독신의 상황으로 외로움에 빠질 때, 이로 인해 뇌는 심각한 타격을 받는 것이다.

'지속적으로 외로워하는 사람들은 사회적 상호작용이 적고 주변 세계와의 참여가 떨어져 정신적 자극이 부족할 수 있다.'

외로움과 치매의 상관성을 연구해 온 노인정신과 전문의 마리아 라 피드 박사의 말이다.

근육을 사용치 않으면 위축된다. 외로움은 뇌의 문을 닫아놓아 뇌의 기능을 떨어뜨린다. 곧 치매를 불러들이는 셈이다.

외로움을 극복해야 치매로부터 자유로울 수 있다

외로움은 치매의 적이다. 우리의 뇌는 공동체 안에서 살아가도록 설계되어 있기 때문이다.

영국의 런던 정치경제대학교 새너 리드 박사팀의 영국 노화종단연구(ELSA: English Longitudinal Study of Ageing) 결과를 주목할 필요가 있다.

이 연구는 사회적 고립이 기억력을 빼앗는 치매 정도에 대해 초점을 맞췄다. 6년 동안 1만 1,233명(남성 5,110명, 여성 6,123명)의 노인을 대상으로 치매와 사회적 고립에 대해 조사했다.

그 결과 사회적 고립이 심한 노인들이 정상적인 노인보다 3배 높게 기억력이 저하되었다.

연구팀은 2년마다 설문 조사를 했다. 혼자 사는지, 한 달에 한 번 이상 직접 만나거나 전화 또는 이메일을 통해 이야기를 나누는 사람이 있는지, 클럽 활동에 참여하고 있는지 등을 물었다. 인지 기능 테스트를 시행한 것이었다.

그 결과 사회적 고립이 가장 심한 노인들은 일반 노인들에 비해 2년마다 기억력이 18%씩 떨어졌다. 일반 노인들은 6%의 기억력 저하를 보였다. 곧 3배의 차이가 드러났다.

일반 노인의 경우 2년 동안의 기억력 저하 속도는 2~4%였다. 하지만 치매로 진단을 받은 환자들은 12~30%씩 빠른 속도로 진행이 되었다. 기억력 저하가 사회적 고립을 가져오는 것이 아니라 반대로 사회적 고립이 기억력 저하를 유도한다는 사실이 확인되었다.

외로움은 단순히 혼자라는 의미가 아니다. 실제로 느끼는 감정과 관련된 것이다. 설사 외로운 환경에 처해 있더라도 외롭지 않다는 긍정적인 사고가 중요하다.

나이가 들면 활동적인 젊은 시절보다 대인관계가 줄고 신체활동이 감소한다. 치매에 더 노출되기 쉬운 환경인 것은 분명하다. 또한 사회가 핵가족화 되면서 독거노인들도 급증하고 있다. 노년기 외로움이 갈수록 심각한 사회 문제가 되고 있다.

한 조사 자료에 의하면 우리나라 노인의 15%가 자살을 생각해 보았다고 한다. 명절 후 독거노인들의 자살이 급증한다는 보고도 있다. 당분간 아무도 찾는 이 없으리라는 외로움이 가져오는 비극이다.

외로움의 출구는 소통

외로움의 사전적 정의는, 혼자가 되어 쓸쓸한 마음이나 느낌에 사로잡힌 상태이다. 그렇다면 외로움과 대립적 감정은 무엇인가. 유대와 공존을 통한 심리적 충만함을 꼽을 만하다. 함께 어울리며 더불어 나누는 것, 즉 소통이다.

외로움의 출구는 소통이다. 소통이야말로 뇌의 닫힌 문을 열기 위한 효과적인 방법이다. 먼저 삶의 태도부터 바꿔야 한다. 문밖의 세상으로 발을 내딛어야 한다. 적극적인 사회활동과 신체활동을 유지하며 소통해야만 외로움으로부터 벗어날 수 있다.

본인의 소통하고자 하는 노력이 중요하다. 그러나 치매 위험군에 있다면 스스로 소통의 기회를 만들기 어렵다. 따라서 주위의 도움의 손길 또한 절대적으로 필요하다.

뇌가 우울하면
치매가 맨발로
달려온다

"오늘은 아무것도 하고 싶지 않아."

"마음이 답답하고 쓸쓸해."

우리는 종종 이러한 감정 상태에 빠진다. 이를 두고 우울하다고 표현한다. 만약 이런 감정이 자주 반복돼 일상생활에 지장을 준다면, 우울증을 의심해 봐야 한다.

여기저기서 우울증에 대한 이야기가 들려온다. 그만큼 우리의 삶이 정서적으로 흔들리고 있다는 뜻이다.

미국의 통계를 보면, 우울증은 최근 100년 동안 10배 증가했다. 우울증을 앓고 있는 평균 나이도 29세에서 14세로 낮아졌다.

'당신은 마음의 병을 치료할 수 있다.

뿌리 깊은 슬픔의 기억을 없애라. 머릿속에 생기는 고통을 지워버려라.

그러면 약간의 달콤한 망각의 약으로 마음을 괴롭히는 위험한 요소의 싹을 말끔히 지울 수 있지 않겠느냐.'

세익스피어의 『맥베스』의 한 구절이다.

마음의 병, 지금 식으로 표현하면 우울증은 쓰라렸던 과거의 기억을 오늘 반복적으로 떠올리기 때문이라는 것이다.

우울증은 단순히 쓰라린 기억의 산물일까? 그래서 기억 속에 고통의 싹을 지워내면 해결된다는 의미인가?

우울증은 단순히 과거의 기억에 사로잡히는 수준이 아니다. 과거의 기억을 미래에 일어날 일로 조작한다. 그래서 후회보다 염려와 근심으로 스스로를 묶는다.

고통의 기억을 재연하는 수준을 넘어 재생산하고 있을 때, 우울의 강도는 깊어진다. 과거의 기억으로 미래의 고통까지 예측하기 때문이다.

우울증은 흔히 마음의 감기라고 일컫는다.

감기처럼 쉽사리 걸릴 수 있다는 뜻이다. 그러나 감기와 달리

좀처럼 회복되지 않는다.

우울증을 일으키는 원인에 대해선 아직 명확하게 밝혀진 바는 없다. 다만 세 갈래로 추정하고 있다.

우울증의 유전적 요인, 생화학적 요인, 환경적 요인

유전적 요인이라고 해서 딱히 유전자가 밝혀지진 않았다. 다만 가족 내력에 우울증이 있다면 그 유전성은 30~ 70% 정도이다. 우울증 환자가 없는 가족 내력과 비교할 때, 대략 유병률이 2~ 3배 높은 것으로 알려졌다.

생화학적 요인은, 호르몬 분비의 균형이 깨지면서 비롯된다고 짐작하고 있다. 세로토닌, 노르에피네프린, 도파민 등 대뇌의 중요 신경 전달 물질이 부족하면, 사고와 감정과 행동과 신체 기능을 조절하는 기능이 무너진다. 이때 우울증이 발생한다는 가설이다.

최근에는 신경가소성 이론이 주목받고 있다. 신경가소성이란 뇌의 신경세포들 간의 연결망에 변화가 생기는 것을 말한다. 즉 시스템이 정상의 범주를 벗어나면 우울증이 발생한다는 것이다.

환경적 요인은 심리학적 관점에서 많이 거론된다. 사회적 환경에 제대로 적응하지 못했을 때 심리적 위축이 가속된다. 일반적으로 대인관계의 갈등을 꼽을 수 있다. 타인으로부터 욕구 충족이 좌절될 때와, 타인에 비친 자신의 존재감을 만족하지 못하는 경우이다.

우울증은 주의집중력 저하, 불면증, 의욕 감퇴 등을 불러온다. 이로 인해 부정적 사고가 지속되면서 사회활동의 장애가 된다. 가족 간의 갈등, 이혼 등 심각한 사회문제로 이어진다. 심지어 자살이라는 극단적 선택을 하게 된다.

보건복지부 통계에 따르면, 전체 노인 인구 중 약 21%가 우울증을 가지고 있다. 우리나라 노인 자살률이 OECD 국가 중 1위인 점에서 드러나듯, 노년기 우울증은 이미 심각한 사회 문제가 되고 있다.

우울증과 치매는 어떠한 연관성을 보이는가?

노년기 우울증은 언뜻 치매로 오해하기 쉽다. 신체 기능과 인지 능력이 떨어진다는 점에서 치매와 비슷하다. 그러나 우울증은 치매와 달리 그 증상이 일시적으로, 그리고 다른 형태로 나타난다.

우울증은 치매와는 다른 질병이다. 하지만 우울증이 지속된다면 치매로 발전할 가능성이 높아진다.

우울증을 치매로 오인하는 것을 두고 가성치매라고 한다.

가성치매(Pseudodemenz)는 허위, 가짜 치매이다. 치매로 진단을 받지 않았지만 치매와 비슷한 증상을 보인다. 기억력 저하를 동반한 정신 기능의 장애를 나타내나, 우울증에서 비롯된 것이다. 실제로 치매와 같은 뇌 손상은 없다.

치매와 가성치매

치매와 가성치매를 어떻게 구별하고 그 차이점은 무엇인가.

첫째, 기억력 약화 현상이 다르게 나타난다.

치매는 일반적으로 단기기억 상실로 오래전 기억은 비교적 생생하게 남아 있다. 가성치매는 기억 자체에 문제가 발생한다. 그러나 우울증의 상태가 호전되면 기억력도 회복된다. 반면 치매는 뇌 손상에 따른 것이기에 회복의 가능성 자체가 없다.

둘째, 기억력에 대한 반응이다.

치매환자의 경우는 자신의 기억력에 대한 인지가 없다. 기억 자체에 문제가 생겼다는 점을 인정하지 않는다. 그러나 가성치매환자는 자신의 상태를 비교적 소상히 알고 있다. 기억력 저하에 대한 걱정과 함께 그런 스스로를 자책한다.

셋째, 발병 시기의 차이다.

치매는 발병 시기를 정확하게 진단할 수 없다. 서서히 긴 시간을 두고 진행된다. 예컨대 치매 진단을 받았다면, 그로부터 10년에서 길게는 20년 전에 치매가 시작된 셈이다. 하지만 가성치매는 발병 시기가 명확하다. 우울증이 악화된 지점으로 그 시기를 알아낼 수 있다.

치매는 회복을 기대하기 어렵다. 우울증은 약물 투여와 심리 치료로 얼마든지 회복이 가능하다. 그러므로 가성치매 역시 우울증 회복 정도에 따라 달라진다. 우울증이 회복된다면, 기억력도 이전의 상태로 돌아간다.

그러나 우울증에 의한 가상치매라고 결코 안심해선 안 된다. 병원 전문가들과 상담 치료가 반드시 필요하다. 나이 탓으로 방치한다면 실제 치매로 진행될 가능성이 대단히 높다.

우울증의 방치는 치매에게 백기 투항하겠다는 것이다. 노년기에는 더더욱 그렇다.

노년기 우울증은 대부분 상실과 무력감에서 그 원인을 찾을수 있다. 가족과 친지의 죽음에 따른 상실감은 심각한 심리적 타격을 준다.

한편 나이가 들었다는 이유로, 가족과 사회 공동체에서 자신의 존재 의미를 찾지 못할 때 무력감에 빠진다.

노인성 우울증의 증세는 치매와 비슷하다. 말수가 줄어든다. 행동이 느려진다. 의욕이 떨어지면서 무기력해진다. 체중이 준다. 무엇 하나 제대로 집중할 수 없을 뿐더러 기억력 역시 감퇴한다.

치매와 비슷한 증상을 보이지만 이러한 증상으로 섣불리 치매라고 단정해서는 곤란하다.

치매와 가성치매는 치료의 접근 방법부터 다르다

치매는 완벽한 치유가 아닌, 단지 증상의 진행에 초점을 맞춘다. 그러나 가성치매는 개선이 가능하며 치료 역시 그 점에 목표를 둬야 한다.

가성치매환자를 치매로 잘못 오인한다면 위험을 초래할 수 있다. 치매에 대해서는 적절한 치료법이 없다. 하지만 우울증은 치료가 가능한 질환이다. 치매로 오인해 정작 우울증에 대한 치료를 포기하는 결과를 빚게 된다.

우울증은 항우울제와 심리 치료를 통해 회복될 수 있다. 제대로 된 치료를 받는다면 2개월 내에 70~80% 정도는 완치가 가능하다.

노년기 우울증을 방치하면 급속히 치매로 발전한다

중소기업을 운영하는 K씨는 요즘 어머니를 대하는 게 편치 않았다. 이른 나이에 사별하고 애오라지 당신 혼자의 힘으로 다섯 남매를 키웠다. 시장에서 장사를 하며 억척스럽게 거친 노동으로 생활을 유지해왔다. 그럼에도 언제나 밝고 활기찼던 어머니였다.

그런 어머니가 변했다. 말수가 부쩍 줄어들어 묻는 말에나 겨우 대답했다. 애지중지 돌보던 정원의 화초에도 도무지 관심이 없었다. 손주가 재롱을 부려도 귀찮다는 표정이 역력했다. 식사량도 눈에 띄게 줄어들었고, 외부 출입도 거의 하지 않았다. 그저 창밖을 물끄러미 바라보며 한숨을 짓곤 했다.

K씨의 눈에는 영락없는 우울증의 모습이었다. 어렵사리 정신과 진료를 권했다. 어머니는 단호하게 거절했다.

"이 나이쯤 되면 사는 게 재미없어져. 차차 나아지겠지."

어머니의 말에 K씨는 더 지켜보기로 했다. 그렇게 6개월쯤 지난 어느 날이었다. 어머니는 K씨를 마치 죽은 아버지라도 되는

양 대했다. 과부가 되어 얼마나 고생을 많이 했는지 아느냐며, K 씨의 품에 안겨 목놓아 울기까지 했다.

허겁지겁 병원을 찾았다. 진단 결과는 치매였다. 우울증을 제대로 치료하지 않은 탓에 빠르게 치매로 진행된 것이었다.

노인성 우울증은 그저 나이가 들어 나타나는 증상이 아니다. 시간이 지나면 호전될, 일시적 증상으로 여겨선 안 된다. 치매에 문을 열어놓는 결과를 빚기 때문이다.

국내에서 실시한 역학 연구조사에 따르면, 우울증을 겪은 사람들은 일반인에 비해 알츠하이머 치매에 걸릴 확률이 3.2배 높다. 혈관성 치매는 2.8배에 달한다.

우울증은 우리 스스로 망치로 뇌를 때리는 것과 같다. 나이가 들었다고 망치에 계속 얻어맞는다면, 뇌는 결국 제 기능을 발휘하지 못하는 치매 상태에 빠지게 된다.

나이가 들어 어쩔 수 없이 우울한 뇌가 되는 게 아니다.

우울을 그대로 놔두었기에 노인의 뇌가 된 것이다.

Chapter 2

우리의 뇌는
무엇을 원하는가

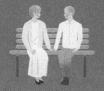

위기에
빠진 뇌

"내가 반드시 이깁니다. 실수로 한 판을 질 수는 있겠지만 결국 승리는 인간의 몫이 될 겁니다."

최고의 고수로 평가받던 바둑기사 이세돌의 말이다. 2016년 3월, 인공지능 알파고와의 다섯 차례 대국을 앞두고 있었다. 당시 국내는 물론 세계의 이목이 집중되었다.

인공지능은 인간의 능력치에 어느 선까지 접근했을까? 고수의 맞상대 수준까지는 이르렀을까?

대부분 인간의 승리를 예측했다. 사고, 지각, 판단 등을 실제로 사용할 수 있도록 설계된 인공지능의 한계를 확인하는 과정쯤으로 생각했다.

대국 당사자 이세돌 역시 자신의 승리를 확신했다. 4:1의 성적으로 승리할 것이라고 예측했다.

결과는 처참했다. 1:4의 패배.

인류의 자존심이 부너지는 순간이었다. 미래에 대한 걱정과 두려움에 휩싸이면서, 인공지능의 능력을 인정하고 받아들일 수밖에 없는 계기가 되었다.

인간의 뇌는 어떻게 정보를 받아들이고, 그를 통해 어떻게 생각과 행동으로 나타내는가?

이 물음에 대한 해답을 주고 실험과 통계 등 실증적 근거를 제시하려는 것이 뇌과학이다. 인공지능은 뇌과학이 이뤄낸 성과물이다.

사실 뇌는 오랫동안 과학의 영역이 아니었다. 의학의 범주에서 다뤄지는 신체의 일부였다.

1990년을 기점으로 뇌과학은 급속하게 발달했다. 뇌의 기능이 하나씩 밝혀지면서 생각하고 행동하는 체계를 이해하고 설명할 수 있게 되었다.

그럼에도 뇌는 여전히 비밀의 성에 둘러싸여 있다. 성에 도달하기까지 아직 올라야 할 계단이 많다. 그만큼 뇌는 구조적으로 복잡하고 기능적으로 다양한 역할을 담당하고 있다.

'뇌는 3세 이전에 완성 된다.'

이러한 주장이 주류를 이룬 적이 있었다. 그러나 여러 경로로 허점이 드러났다.

뇌는 발달이 대대적으로 일어나는 시기가 있고, 더딘 속도로 진행될 때가 있고, 발달 조건이 충족되지 않는다면 퇴화되기도 한다.

따라서 뇌를 제대로 알기 위해선 먼저 그 이력을 주목해야 한다. 곧 생애 주기별 변화에 따른 뇌의 발달 단계이다.

유아기, 아동기, 청소년기, 성년기, 중년기, 노년기.

일반적으로 구분하는 발달 단계이다. 뇌는 각 단계에 따라 발달 과정을 받아들인다. 이때 발달을 위한 정보가 미흡하거나 과부하 상태가 되면 다음 단계에서 문제가 발생한다. 예컨대 아동기에 정서적 장애가 나타났다면, 유아기 뇌의 발달이 온전히 이뤄지지 않았기 때문이다.

뇌는 위기에 빠졌다

인간의 편의를 위해 발명한 인공지능. 그러나 이미 인간의 뇌를 앞지르고 있다. 앞으로 더 빠른 속도로 발전할 것이다. 결국 인간이 인공지능의 지시를 받고 사는, 종속적인 관계가 될지도 모른다는 어두운 전망까지 나온다.

또한 현대 사회의 여러 상황이 뇌를 점점 궁지에 몰아넣고 있다. 온통 뇌를 괴롭히는 것들로 가득하다. 일례로 최근의 팬데믹은 인류 전체를 '멘붕'에 빠지게 만들고 있다.

갈수록 뇌의 위기는 심각해지고 있다. 가장 두드러지는 것이 치매다.

위기에 빠져 비틀거리는 뇌.

위기의 원인이 어디에서 비롯되었는지를 면밀히 들여다볼 필요가 있다. 그러기 위해선 뇌가 걸어온 과거의 이력을 살펴봐야 한다.

치매가 특히 그렇다. 치매 진단을 받았다면, 이미 20, 30년 전에 뇌가 비틀거릴 만한 상황 속에 있었다는 것이다. 따라서 뇌의 발달 과정은 현재의 위기를 이해하고 대처하는 길이다.

유아기의 뇌

뇌는 생존을 갈구한다

유아기의 뇌는 어떻게 성장하는가?

8세 이하를 지칭하는 유아기에는 뇌의 신경계인 시냅스가 폭발적으로 발달한다. 특히 4세 무렵 시냅스 생성은 어른의 2배로 증가했다가 차차 안정이 된다.

우리의 뇌는 엄마의 뱃속에서부터 성장을 시작한다. 신생아의 뇌는 400그램 정도이다. 영유아기로 접어들면서 뇌 크기는 빠르게 커진다. 무게 역시 성인의 90%까지 발달한다. 그러면서 새로운 환경과 경험을 통해 뇌는 큰 변화를 맞이한다.

뇌의 변화는 유전적 요인보다 후천적 요인에 의해 좌우된다. 유아기는 학습과 신체 활동을 통해 뇌가 왕성하게 발달할 수 있는 시기이다.

좌뇌는 말하기, 읽기, 쓰기 등의 언어적 능력, 계산 능력 등을 주로 담당한다. 책이나 잡지, 신문 등을 읽고 요약해서 말하기 등의 역할을 한다.

우뇌는 시공간 능력과 감정의 영역으로, 색칠하기와 만들기 등 창의적인 예술 활동 등을 담당한다.

전두엽은 신체 활동, 동기부여, 실행 의지, 판단, 의욕 등을 관장한다. 악기 배우기, 양손 사용하기, 뜨개질, 정기적인 운동 등을 통해 의지와 실행력을 학습한다.

후두엽은 시각정보를 처리하고 저장하는 역할을 한다. 새로 만난 사람의 이름이나 얼굴 기억하기, 숨은 그림 찾기, 유명인이나 연예인들의 사진 알아보기 등을 담당한다.

영유아기 뇌의 특징은 생존에 대한 갈구이다

이 시기에는 스스로 생존할 수 없다는 사실을 뇌는 파악하고 있다. 따라서 엄마에 대한 의지 욕구가 크다. 그 욕구가 충족이 될 때 비로소 뇌는 안심하고 자신의 스케줄에 맞춰 발달한다.

"엄마는 꼭 아이 옆에서 자야 한다."

필자가 첫아들을 낳을 때, 시어머니가 당부한 말씀이다. 돌이켜 생각하면 뇌의 특성과 정확히 맞아 떨어진다. 포유류는 후각 신호 체계가 먼저 발달되어 있다는 것을 경험을 통해 알았던 듯하다.

아이는 엄마의 냄새를 맡고 안정감을 느끼게 된다. 반면 조류 같은 경우는 시각 청각 기능이 더 발달되어 있다.

안정감 속에서 뇌는 활발하게 발달한다. 반면 불안감에 휩싸인다면, 뇌는 위축 상태에 빠져 발달이 순조롭게 이뤄지지 않는다.

의사소통을 할 수 있는 언어의 발달 옹알이는 4~5개월 정도에 시작된다. 1년 정도가 되면 처음으로 단어를 말할 수 있다. 2년쯤 지나면 감정을 나타내는 단어를 사용하며 어휘력이 급격하게 는다.

이 시기는 우뇌가 먼저 발달한다. 따라서 상상하는 걸 좋아한다. 그림 그리기, 만들기와 같은 창의적인 활동을 한다. 또래 아이들과 함께 어울리며 많은 것을 경험하고 배운다. 이야기를 듣고 꾸미는 의사소통 또한 가능하다.

특히, 우뇌가 먼저 발달하는 이 시기엔 부모와 자녀 간의 애착 관계가 형성된다.

정서적 유대 관계를 뜻하는 애착은 아이의 뇌 발달에 영향을 미친다. 인격 형성, 두뇌 발달, 사회성, 정서에 중요한 역할을 한다.

애착은 크게 두 갈래로 나눌 수 있다. 안정 애착과 불안정 애착.

안정 애착은 아이가 부모와의 관계에서 불안함을 느끼지 않는, 정서적 만족감을 느끼는 것이다. 반면 불안정 애착은 부모와의 정서적 분리를 겪으며 나타난다. 이때의 뇌는 불안하고 두려움을 지속적으로 경험한다. 이로 인해 성인이 되어서도 정서적 문제로 드러나게 된다. 성인의 우울증은 이 시기에 경험한 불안정 애착에서 비롯되는 경우가 많다.

조부모의 양육은 아이의 뇌에 어떤 영향을 미칠까?

'노예 조부모 증후군'.

맞벌이 부부가 증가함에 따라 육아를 조부모가 맡곤 한다. 은퇴 후 편안한 노후를 꿈꾸던 노년의 삶. 그러나 손자 손녀를 돌봐야 하는 부담을 지게 된 상황을 마치 노예의 생활이 되었다고 표현하는 냉소 섞인 신조어이다.

실제 어르신의 육아가 증가하고 있다. 이에 따라 지방자치단체에서는 '예비 할머니 할아버지 교실'을 열고 있다. 조부모에게 제대로 된 육아법을 알리려는 목적이다.

조부모의 양육은 아이의 뇌에 어떤 영향을 미칠까?

사실 아이를 맡긴 부모들은 걱정이 앞선다. 아이의 위생을 잘 지켜주는지, 학습 진도는 계획에 맞춰 진행하는지, 아이의 요구를 무조건 허용하는 것은 아닌지……

현명한 조상들은 조부모 교육이 아이에게 훨씬 더 유리하다는 것을 이미 알았다.

이문건 선비가 쓴 조선 중기의 학기 이문건은 직접 손자녀를 키웠다. 이를 일기 형식으로 기록한 것이 『양아록』이다. 『양아록』을 살펴보면 조부모의 육아 태도가 여실하게 드러나 있다.

조부모는 부모보다 아이들을 잘 관찰하여 눈높이에 맞게 교육한다. 욕심 많고 기대치가 높은 부모보다 훨씬 더 교육 효과가 좋다. 당연히 뇌 발달도 잘 이뤄진다.

젊은 부모들은 과정보다는 결과에 의미를 부여한다. 하지만 조부모들은 아이들이 성장해 가는 과정에 더 의미를 둔다. 결과를 강요하며 아이를 압박하지 않는다. 또한 특정 분야에 맞춘 교육 방식이 아니라 삶의 경험을 통한 다양한 영역에서 학습이 이뤄진다. 곧 균형 잡힌 교육인 것이다.

조부모 양육의 긍정 효과

조부모와 손자녀의 상관관계에 대해, 미국 노스캐롤라이나 대학 엘더 교수팀의 조사도 눈길을 끈다.

지리적으로 가깝게 거주할수록, 접촉하는 빈도가 많을수록 좋은 상관관계를 이뤘다. 또한 아이의 성취도가 높았고, 성인이 된 이후 삶의 만족도 역시 높았다.

첫 손자를 본 K어르신.

농번기였지만 손자를 보러 서울로 달려갔다. 손자라는 존재는 이 세상 무엇과도 바꿀 수 없는 행복 그 자체였다.

시골로 돌아온 어르신은 손자가 자꾸 눈에 밟혔다. 어르신을 위해 아들 내외는 CCTV를 설치해 컴퓨터로 손자의 모습을 확인할 수 있게 해줬다.

며느리가 3개월 육아 휴직 후 회사로 복귀를 했다. 어쩔 수 없이 육아 돌봄 서비스를 받게 되었다. 어느 날 CCTV를 통해 끔찍한 광경을 목격했다. 아이를 씻기면서 엉덩이를 때리는 장면이었다.

어르신은 그 길로 하던 일을 접고 서울로 올라갔다. 그때부터 육아를 시작했다. 손자가 어느 정도 성장한 후 다시 고향으로 내려왔다.

키우면서 너무 애틋한 정이 들었을까. 지금도 손자 생각만 하면 가슴이 두근거린다. 애틋한 정은 손자 역시 마찬가지인 모양이다. 명절 때 만나 헤어질 때면 어김없이 품에 안겨 흐느껴 운다. 할머니와 영원히 살고 싶다면서.

격대교육의 수혜자들

조부모가 손주를 양육하는 것을 격대교육이리고 한다.

격대교육의 장점과 효과에 대한 점점 관심이 높아지고 있다. 더불어 조부모 밑에서 성장한 일가를 이룬 이들도 주목을 받고 있다.

버락 오바마, 스티브잡스, 빌 게이츠, 오프라 윈프리……

빌 게이츠는 변호사 아버지와 은행가 출신의 성공한 집안에서 태어났다. 사회활동으로 바쁜 부모님이었기에 빌 게이츠는 어린시절 외할머니와 함께 생활하였다.

할머니는 독서광이었다. 빌 게이츠에게 독서를 통해 세상을 변화시킬 수 있음을 깨닫게 했고, 수시로 독서 토론을 하기도 했다. 빌 게이츠의 지적 호기심은 할머니로부터 물려받은 것이다. 또한 할머니는 가난한 형편에도 불구하고 칠면조를 나누며 기부하기를 좋아했다. 빌 게이츠가 실천하고 있는 노블레스 오블리주 역시 할머니의 유산인 셈이다. 산만하고 장난기가 심한 빌 게이츠였지만 할머니는 컴퓨터업계의 세계적인 1인자를 만들었다.

아프리카계 미국인으로 미국의 제44대 대통령에 당선된 버락 오바마도 격대교육의 수혜자였다.

오바마는 케냐 출신의 아버지와 유럽계 미국인 어머니 사이에서 태어났다. 2살 때 부모의 이혼으로 외가에 살면서 청소년기에는 방황을 하기도 했다. 흑인과 백인의 인종차별이 심하던 시대였음에도 외할머니는 자신감을 갖도록 했다. 또한 사랑과 배려의 소중한 가치를 알게 해주셨다. 훗날 오바마는 자신이 편견 없이 자라게 됐던 것은 바로 외할머니의 교육 덕분이었다고 회고했다.

토크쇼의 여왕 오프라 윈프리는 사생아로 태어나 불행한 어린 시절을 보냈다.

성적 학대를 당했고 어린 나이에 미혼모가 되었다. 외할머니는 그런 오프라를 감싸며 규칙적인 생활을 실천하는 것을 가르쳤다. 또한 그녀에게 성경을 외우도록 했고, 독서 지도를 하기 위해 도서관에서 많은 책을 빌려 왔다. 그 결과 말도 잘하고 암기력 또한 뛰어난 사람으로 성장했고, 결국 방송국과의 인연으로 일약 스타가 됐다.

조부모의 입장에서 우격다짐, 억지로 떠맡은 육아로 여길 것인가?

손자녀를 돌보는 일이 힘들고 괴로울 수 있다. 그러나 뇌에 적당한 긴장감을 줘 오히려 삶의 활력소 역할을 한다는 점을 간과할 수 없다.

중국에서 4,925명을 대상으로 격대교육을 조사했다. 손자녀 육아를 담당하고 있는 사람과 그렇지 않은 사람의 건강 상태를 비교 분석했다. 그 결과 육아를 담당하는 쪽이 건강 상태가 더 좋았다. 우울증도 현저히 적었고, 반면 신체 반응은 훨씬 빠르게 나타났다.

다른 연구 결과에 의하면, 손자녀 양육을 맡은 쪽이 아닌 경우에 비해 혈압이 낮았다. 삶의 만족도와 정서적인 행복감도 더 높았다.

"내가 나이가 들어서도 사랑이라는 감정에 또 다시 가슴이 뛰게 되리라는 것을 전혀 몰랐다. 하지만 첫 손녀를 안는 순간 나는 두근거리는 내 심장 소리를 들었다."

영국의 육아 전문가 미리엄 스포퍼드는 자신의 저서 『인생의 오후 사랑할 시간입니다』에서 이렇게 말했다. 이 책에서 미리엄은 손자 손녀가 인생의 후반기를 어떻게 놀랍게 바꿔주는지, 고백하고 있다.

'노예 조부모 증후군.'

이제는 우리의 일상에서 삭제해버려도 좋은 신조어다. 조부모와 손자녀, 양방향에서 뇌에 긍정적인 영향을 미치기 때문이다.

조부모의 양육은 손자녀의 균형 잡힌 뇌 발달을 돕는다. 정서적 안정감을 줄 수 있다. 조부모 역시 손자녀를 돌봄으로 뇌를 건강하게 유지하는 계기가 된다. 치매를 예방할 수 있다.

아동기의 뇌

내 손을
잡아줘요

아동기는 신경 네트워크, 곧 시냅스가 완성되는 시기이다.

이때 약 1000조 개의 시냅스는 풍성하게 확장된다. 봄을 맞이한 나무에서 잎이 자라나 무성하게 가지를 덮는 것과 흡사하다. 뇌로 입력된 정보를 받아들이고 각각 뇌세포에 전달할 준비가 된 셈이다.

더불어 시냅스로 가득한 측두엽과 두정엽의 역할이 활발하게 이뤄진다. 측두엽은 언어와 기억을, 두정엽은 공간지각 능력, 논리적 입체적 사고를 담당한다.

이 시기에는 글을 읽고, 쓰고, 기억해서 말하기 학습이나 새로운 지각 경험을 많이 하게 해야 한다.

여자아이들이 남자아이들보다 훨씬 말을 조리 있게 사용한다. 이유는 뇌의 어느 쪽을 더 많이, 그리고 균형에 맞춰 사용하느냐에 따라 달라진다.

남자아이들은 말의 의미를 담당하고 있는 좌뇌 위주로 사용한다. 메시지 전달 자체에 집중한다. 하지만 여자아이들의 경우는 좌뇌와 함께 우뇌도 활발하게 사용한다. 우뇌는 말의 리듬이나 뉘앙스 억양 등을 담당하고 있다. 바로 여자아이들은 좌뇌 우뇌를 넘나들기 때문에 메시지의 전달에 감성적 요소까지 덧붙이는 능력을 지닌다.

이런 양상은 어른이 되어서도 마찬가지다. 남자와 여자가 말싸움을 하면 번번이 남자가 먼저 물러서는 이유가 여기에 있다.

아동기는 인성 교육을 중심으로 한 뇌 발달

아동기는 가치관과 삶의 태도에 많은 영향을 미치는 시기이다. 뇌에 입력된 정보가 뿌리 깊게 자리를 잡는다. 따라서 인성 교육을 중심으로 한 뇌 발달에 관심을 가져야 한다.

지적 호기심을 통해 시냅스가 활발해지므로 이때 뇌의 상태는 마치 마른 스폰지가 물을 빨아들이는 것과 흡사하다. 정보가 입력이 되면 곧장 기억으로 저장된다. 단기기억을 장기기억으로 전환하는 능력이 월등한 시기이다.

일부 교육학자와 부모들은 이 시기 뇌의 특징으로 최대치의 교육 효과를 얻어내고자 한다. 이른 바 조기교육이다.

'우리 아이는 혹시 천재가 아닐까?'

부모라면 한 번쯤 품어본 생각이다. 아이가 예상을 뛰어넘는 사고와 행동을 할 때, 이러한 생각은 확신이 된다. 아이의 뇌 발달 단계를 무시하고 자기 확신에 사로잡혀 큰 그림을 그리기 시작한다.

조기교육은 아이의 뇌 발달에 어떠한 영향을 미치는가?

조기교육은 남보다 일찍 시작하면 그만큼 멀리 갈 수 있다는 부모의 기대치에서 비롯된다. 경쟁의식을 부추기는 사회 풍토가 빚은 결과물이다.

아이의 뇌는 아직 미성숙 단계이다.

과도한 정보를 유입하면 뇌는 정상적인 발달 궤도에서 이탈하게 된다. 혹 입력된 정보를 힘겹게 처리할지라도 부작용이 드러나기 일쑤이다. 뇌의 다른 영역에 악영향을 미친다.

아이는 조기교육으로 스트레스를 받는다. 이 스트레스가 정서 발달과 사회성 발달을 가로막는다. 또한 조기교육의 효과도

얻지 못한다. 스트레스는 결국 기억력을 책임지는 뇌의 해마를 손상시키기 때문이다. 실제 연구 결과에 의하면, 조기교육의 스트레스를 받은 아이들의 해마가 일반 아이에 비해 줄어 있는 것으로 나타났다.

이 시기 아이의 뇌는 자유를 갈망한다

이 시기 아이의 뇌는 틀 안에 갇혀 성장하려 들지 않는다. 자기 의지에 따른 선택의 기회를 갖고 싶어한다. 기회를 박탈당할 때, 뇌는 정지 상태에 빠진다. 뇌 스스로 발달을 포기하려고 한다.

뇌의 발달 속도는 아이마다 나름의 차이가 있다. 흔히 쓰는 말대로 하자면, 늦되는 아이가 있기 마련이다. 따라서 이 시기 뇌의 발달 속도는 우등과 열등을 가르는 잣대가 아니다. 미래의 성공과 실패의 기준도 아니다. 아이는 자신의 속도를 지키고 있다. 자신의 템포에 맞춰 최적화된 상태에서 뇌의 능력을 확장시키고 있다.

부모의 눈에 늦되어 보일 뿐이다. 다른 아이와의 비교, 아이에 대한 높은 눈높이가 문제이다. 설사 늦될지라도, 인생 전체를 놓고 봤을 때 그리 심각한 문제가 아니다.

늦되는 아이의 대표적인 예가 아인슈타인이다.

어린 아인슈타인은 학교 수업을 제대로 따라가지 못했다. 수업 대신 엉뚱한 행동을 했다. 학교 측에서 자퇴를 강요할 정도로 지진아였다. 그럼에도 부모는 학습을 강요하는 대신 아인슈타인이 원하는 바를 하도록 허용했다. 그 결과 인류가 낳은 천재로 손꼽히고 있다.

정해진 틀 안에서, 조급한 마음으로 아이를 양육하지 말아야 한다. 이는 곧 아이의 뇌 발달을 막는다. 균형 잡힌 성장을 이루지 못하게 한다. 다소 뒤처진 듯해도 아이의 요구대로 지켜보는 쪽이, 뇌의 자유를 허용하는 편이 한결 현명한 양육 방법이 될 수 있다.

놀이를 통해 뉴런 간의 연결이 활발해진다

인간의 뇌가 궁극적으로 추구하는 바는, 생존과 행복이다.

생존하기 위해 지적 판단 능력, 신체적 반응 능력을 키운다. 더불어 불안과 공포가 없는 정서적 안정 상태인 행복한 느낌 속에 놓이길 원한다. 안전하게 지내며, 행복하게 살고 싶어 한다.

놀이는 이러한 욕구의 실천에 중요한 의미를 지닌다. 특히 아동기 뇌 발달에 지대한 영향을 미친다.

아이가 놀이를 하면 말릴 때까지 계속한다. 하지만 공부를 하라면 이내 몸을 비튼다. 이유는 놀이와 학습을 대하는 뇌의 태도에 있다.

학습은 뇌를 압박한다. 그러나 놀이는 뇌를 즐겁게 한다. 아이들이 학습보다 놀이를 좋아하는 건, 사실 뇌가 원하기 때문이다.

'호모 루벤스.'

문화인류학의 세계적 권위자인 요한 하우징어가 규정한 인간이다. 즉 '놀이하는 인간'이라는 뜻이다. 인류의 정신적 유산인 문화의 기원이 놀이에서 출발하였다고 분석했다. 놀이가 있고 난 후 문화가 형성되었다는 것이다.

그렇다. 놀이는 인간의 본성이다. 뇌는 놀이라는 행위를 통해 발달한다.

놀이를 통해 뉴런 간의 연결이 활발해진다. 놀이를 할 때 전두엽과 편도체의 신경 전달 물질이 활성화하면서 인지 능력을 향상시킨다. 놀이를 하면서 상호관계와 사회성을 익힌다.

반면 놀이를 억제 당한 아이는 생애 주기에 맞는 뇌 발달이 제대로 이뤄지지 않는다. 학습 능력이 부족하고, 상호관계와 사회성이 떨어진다. 뇌의 욕구가 억제되어 우울증에 빠지거나 심할 경우 자폐 증세를 보인다.

쥐를 대상으로 한 실험에서도 비슷한 결과를 보였다. 한쪽은 자유롭게 놀 수 있는 장치를 제공했고, 다른 쪽은 텅 빈 공간에 있게 했다. 그 결과 놀이의 자유를 얻은 쥐들이 그렇지 못한 쥐들보다 2배 정도 수명이 길었다.

놀이는 시간 낭비가 아니다. 책상에서보다 훨씬 밀도 있는 교육을 체험하는 것이다. 요즘 교육 현장에서 놀이가 강조되는 이유이다.

아동기는 상호관계와 사회성이 형성되는 시기이다

자아에 눈을 뜨면서 타인에 대한 의존도는 상대적으로 떨어진다. 스스로 판단해 해결하려고 한다. 그러면서 일방적 관계가 상호관계로 발전한다. 내 감정을 전달하고, 상대의 감정을 받아들인다. 내 입장만 고집하던 수준에서 상대방의 입장도 생각하게 된다.

원만한 상호관계는 뇌에 안정감을 준다. 그러나 상호관계가 원만치 않을 경우 뇌는 불안에 휩싸인다. 당연히 뇌 발달이 위협받는다.

필자는 예전이나 지금이나 사람과 어울리는 것을 좋아한다.

주위에는 늘 사람들로 북적인다. 사람을 집으로 초대해 식사를 대접하는 것이 부담스럽지 않다. 오히려 즐겁고, 어울림을 통해 힘을 얻는다. 그래선지 필자에게 자신의 속내를 터놓는 이들이 많다.

이러한 상호관계는 어떻게 형성되었을까. 필자의 판단으로는 어린 시절의 경험이 좋은 기억으로 자리한 탓이라고 본다.

추운 겨울날, 학교에서 달려와 손을 호호 불며 방안으로 들어가면 할머니가 반갑게 맞아주셨다. 화롯불에 언 손을 녹이고 있으면 할머니는 장독에서 막 꺼내온 동치미 한 사발과 따뜻한 고구마를 내놓았다. 필자가 돌아오기를 기다렸다는 것을 직감할 수 있었다.

화롯불에 둘러앉아 젓가락에 무를 찍어 고구마랑 같이 맛있게 먹었다. 할머니는 그저 필자가 한없이 귀엽다는 듯 엉덩이를 톡톡 두드리며 좋아하셨다.

몸이 녹고 배가 차면, 필자는 할머니에게 옛날이야기를 해달라고 졸랐다. 할머니는 이야기를 좋아하면 가난하게 산다면서도 어김없이 이야기보따리를 풀어놓으셨다. 노곤한 탓에 이야기를 끝까지 듣지 못할 때도 있었다. 몽롱한 정신으로 듣는 할머니의 이야기는 내 마음 깊은 곳까지 따뜻하게 채워주는 마법 같은 힘이 있었다.

간혹 배가 아프다고 하면, 할머니는 주름진 손으로 필자의 속옷을 걷어내고 쓱쓱 배를 문질러줬다.

"할미 손은 약손, 쑥쑥 내려가라."

그러면 신기하게도 아팠던 배가 말끔하게 나았다.

이야기를 통한 상호작용이 옥시토신 분비를 촉진한다

한 연구집중치료실에 입원한 아동 81명을 대상으로 실험을 했다. 아픈 아이들에게 옛날이야기를 들려주었더니 진통 효과를 내는 호르몬이 증가했다. 성인 환자들 역시도 편안하게 대화를 나눌 사람이 있으면 치료의 효과가 높다고, 여러 사례들을 통해 밝혀졌다.

이야기를 통한 상호작용은 육체적 통증을 덜어주고, 심리적 고통을 완화시킨다. 상호작용으로 옥시토신 호르몬이 활동하도록 작동하는 것이다.

옥시토신은 뇌하수체에서 만들어져 혈액 안으로 분비된다. 여러 기능을 하는 이 호로몬은 특히 혈압을 낮추고 면역기능 향상과 더불어 스트레스를 없애준다.

애정 어린 따뜻한 마음으로 남의 몸을 만지고 쓰다듬어 줄 때

20%나 증가한다고 한다. 옥시토신은 애정을 강화시키는 역할을 한다. 아기에게 젖을 물리는 엄마의 몸에서 분비되는 옥시토신이 모성애를 더욱 강화시킨다.

옥시토신은 사랑의 호르몬이다. 힘들다가도 손자녀들만 보면 힘이 불끈불끈 솟아오르는 것도 바로 옥시토신이 분비되기 때문이다.

이제는 필자의 곁을 떠난 할머니가 사무치도록 그립고 고맙다.

아동기에 경험한 할머니와의 관계가 훗날, 그리고 지금까지 타인과의 상호관계의 밑거름이 되었다. 또한 할머니가 들려준 옛날 이야기의 영향으로 작가 활동을 하고 있다는 생각이 든다.

함께 소리내어 책 읽기의 효과

필자의 경우처럼 조부모와 손자녀는 상호관계를 경험하고 확장시키기에 유리하다. 놀이에서 학습까지 함께하므로 좋은 상호관계를 이끌 수 있다. 일례로 손자녀들이 조부모와 함께 소리내어 책을 읽으면 기억이 더 잘 난다고 한다.

가천대학 뇌과학 연구소 서유헌 교수 연구팀은 최첨단 장비로 소리내어 책 읽을 때의 뇌활성도를 측정해 봤다. 그 결과 측두엽 언어중추가 있는 상부가 많이 움직이고 운동중추도 활발해졌다. 소리내어 책 읽기가 뇌에 좋은 영향을 미친다는 사실이 확인된 셈이다.

일본의 도호쿠대학에서도 비슷한 연구를 했다. 노년층을 대상으로 6개월 이상 소리내어 책 읽기를 시도했다. 그 결과 기억력이 20%나 향상되었다.

손자 손녀들과 함께 소리내어 책 읽기는 상호 간의 더 많은 뇌 활성화를 가져온다. 손자 손녀들에게는 정서적으로 좋고, 어르신들에겐 치매 예방에 도움을 준다.

기쁨과 쾌락에 관여하고 있는 도파민은 지적 호기심에 많은 영향을 준다. 새롭고 신비한 것을 경험하고 모르는 것을 알아갈 때, 서로에게 도파민을 분비한다. 시냅스 정보 전달 물질 또한 분비되어 뇌를 튼튼하게 하고 사랑과 행복을 가져다준다.

그러나 지적 호기심도 상호관계가 안정적으로 형성된 상태에서 왕성해진다. 심리적으로 안정되어야 뇌도 안심하고 발달한다.

뇌의 인지 기능 중에서 가장 고도의 활동이 창의성이다. 심리학자 도널드 이니코트는 '창의성의 원'이라는 이론을 제시했다.

두 아이가 놀고 있다. 한 아이는 어머니가 지켜보는 곳에서 놀았고, 다른 아이는 따로 떨어져서 놀았다.

두 아이 중 놀이 과정에서 보여주는 창의성은 누가 높을까?

당연히 어머니가 지켜보는 쪽이었다. 어머니의 지지와 사랑을 확신할 때, 아이는 안정을 느낀다. 그때 창의성이 한층 더 발휘된다.

'창의성의 원'은 뇌 발달과 상호관계의 유기적 연결을 분명하게 보여주고 있다.

청년기의 뇌

흔들리며
피는 꽃

인공지능의 시대를 이끈 뇌과학은 현재 놀라운 속도로 발달하고 있다.

뇌과학으로 밝혀지는 뇌는 엄청난 잠재력을 지녔다. 어떤 환경에서 어떻게 경험을 해가느냐에 따라 계속 변화한다. 그러기 위해선 건강한 뇌를 만드는 것이 중요하다.

뇌과학자들은 특히 사춘기의 뇌에 많은 관심을 갖는다. 변화가 매우 심하고, 외부환경에 민감한 영향을 받는 시기이기 때문이다.

서양에서는 사춘기의 아이들을 외계인이라고 표현한다. 우리나라에서는 북한이 침공하지 못하는 이유가, 사춘기에 접어든 무서운 중2 때문이라고 말하기도 한다.

사춘기는 질풍노도, 격랑의 시기이다. 사고 체계를 이해하기 힘들다. 행동은 예측을 벗어나기 일쑤이다. 감정의 기복 역시 심하다.

사춘기의 뇌에 도대체 무슨 일이 일어나고 있는 것일까?

사춘기 뇌는 성인과 다르다는 것부터 알아야 한다. 감수성이 뛰어나다 보니 외부의 영향을 쉽게 받는다. 전전두엽이 부풀어 오를 만큼 활발하게 변화한다.

사춘기 뇌는 전투 중이다. 성인의 뇌로 가기 위한 격렬한 과정 가운데 놓인 셈이다. 뇌가 전투 중이니 생각과 행동의 표현에 혼란을 겪는다. 마음 다스리기가 어렵다. 자기 정체성을 두고 갈등을 빚는다.

그동안 뇌의 발달 과정을 거치며 시냅스는 급속하게 증가했다. 쓰지 않는 시냅스를 마치 가지치기를 하듯 정리할 필요가 있다. 가지치기로 시냅스를 정리 해야 뉴런의 정보 소통이 원활해진다. 이러한 과정을 통해 뇌는 튼튼해진다. 최적화를 이뤄 효율이 높아진다.

필자의 집 주위에는 감나무가 많다. 늦가을에서 이른 봄, 가지치기를 하는 광경을 목격한다. 그때마다 사춘기의 뇌가 생각난다.

가지치기를 해야 튼실한 열매를 얻을 수 있다. 그러나 나무입장에서 보면 생가지를 잘라내니 얼마나 고통스럽겠는가. 뇌의 시냅스 정리도 마찬가지다. 격렬한 혼란을 겪을 수밖에 없다.

사춘기는 반항의 시기이다. 뇌의 발달 단계에서 보면, 반항은 오히려 자연스런 현상이다. 생가지를 잘라내는 듯한 뇌의 고통을 반항으로 표시하는 것이다.

평소에 고분고분하던 아이가 갑자기 거칠게 저항을 한다. 모범적인 생활을 하던 아이가 엉뚱한 행동을 시작한다. 거친 말을 사용하고, 가족과의 접촉 자체를 피하고, 밖으로 나돈다. 부모는 아이의 돌변에 당황한다. 꾸짖고 타이르고 윽박질러 본다. 소용없다. 관계만 더 험악해질 따름이다.

아이가 원해서 하는 생각과 행동이 아니다. 이시기 발달 과정에 있는 뇌가 그렇게 하도록 시키는 것이다.

이 시기는 호르몬의 변화를 격렬하게 겪는다

청소년기는 신체가 엄청난 속도로 성장한다. 이제껏 봉인된 상태로 있던 성의 문이 열리면서 성에 관련된 호르몬이 폭풍우처럼 밀려온다. 테스토스테론, 에스트로겐, 황체호르몬 등이다. 이 시기의 체내 테스토스테론 수치는 30배까지 올라간다.

뇌의 입장에선 과부하 상태이다. 어떻게 반응하고 관리해야 할지, 뇌는 아직 제대로 적응하지 못한다. 감정 기능을 지닌 편도체의 조절이 어려워진다. 공격적인 성향을 띠게 되고, 충동적인 행동을 보인다.

남자는 남성호르몬인 테스토스테론의 양이 여자보다 10배가량 분비된다. 충동을 조절하는 세로토닌 분비는 부족하다. 공격적으로 변하고, 충동적으로 행동하며, 감정의 기복이 잦을 수밖에 없다.

이 시기 청소년은 괴롭다.

신체의 변화에 발맞추기도, 뇌의 반응에 대응하기도 어렵다. 어느 때보다 학업에 대한 압박이 심해진다. 인간관계의 갈등이 잦아진다. 나는 누구인가,라는 정체성의 고민에 휩싸인다.

돌파구를 찾아야 하건만, 주위의 여건이 만만치 않다. 자연히 스트레스 수치가 높아진다.

"우리 아이는 걸핏하면 밖으로 나돌아요. 잠시도 한 자리에 진득하게 있지를 못해요. 안절부절 어쩔 줄을 몰라요."

사춘기의 아들을 둔 엄마의 하소연이다. 엄마는 아들이 서둘러 방황을 끝냈으면 좋겠다고 한다.

방황이라는 표현이 맞을까, 의문이다. 자신의 방식대로 높아진 스트레스를 해결하려는 선택일 수도 있다.

청소년기의 배회는 나름 스트레스에 대한 돌파구이다

미국 체사피크만에 작은 섬이 있다. 제임스라고 불리는 섬에 사슴 3백 마리를 풀어 놓았다.

포식자가 없기에 자유롭게 지낼 수 있으리라 예상했다. 그러나 놀라운 일이 벌어졌다. 1년 사이 무려 220마리가 죽었다.

원인을 찾기 위해 해부를 시도했다. 특이한 점이 발견되었다. 한결같이 부신이 비대해져 있었다. 부신은 신경호르몬 아드레날린을 피에 공급한다. 공포를 느꼈을 때 나타나는 일련의 반응으로 아드레날린이 대량 분비된다. 이때 아드레날린은 스트레스를 유발한다. 사슴들은 부신이 비대해질 정도로 극심한 스트레스를 받았던 셈이다.

왜 포식자도 없는 곳에서 스트레스를 받았을까?

이유는 공간에 있었다. 사슴은 보통 한 마리당 16평방 킬로미터가 필요하다. 그러나 섬의 크기는 4평방 킬로미터에 불과했다. 결국 협소한 공간이 스트레스를 가중시켰고, 사슴을 죽음으로 몰아넣은 것이다.

인간은 수렵과 채집의 시기를 거쳤다. 배회의 성향이 우리의 DNA 안에 자리하고 있다는 의미이다. 현대인이 겪는 스트레스 요인 중 하나는 이 성향을 차단당할 때 나타난다. 성인의 경우는 조절의 훈련이 되어 있다. 아직 미완의 뇌를 지닌 청소년기는 혼란을 겪을 수밖에 없다.

청소년기의 배회는 나름 스트레스에 대한 돌파구이다. 오히려 배회를 금지하면 더 큰 부작용을 야기할 수 있다. 극단적으로는 자신을 외부와 완전히 차단하기도 한다. 일본에서의 히키코모리라고 부르는 은둔형 외톨박이가 그러하다.

청소년기의 배회는 뇌의 자연스러운 반응이다. 다만 바람직한 방향으로 안내할 필요가 있다. 일테면 좁은 공간에서 넓은 공간, 즉 자연 속에서 지낼 기회를 제공하는 것이다.

이 시기 부모의 입장에선 노심초사, 늘 전쟁을 치루는 듯하다.
아이는 아이대로 자신의 뜻을 외면하고 억제하려는 부모의 태도가 못마땅하다. 어린 시절이었다면 고분고분 순종했을 테지만, 더는 뇌가 용납하지 않는다. 갈등하고, 거부하고, 반항한다. 그러므로 자녀의 탓이라기보다는 뇌의 지시라고 봐야 한다.

청소년의 중독과 디지털 치매

이 시기의 전두엽은 80% 완성된 상태이다. 마지막 20%를 위해 전력을 다한다.

일생 중 가장 기억력이 왕성한 때가 바로 이 시기다. 그만큼 뇌는 자신의 능력을 한껏 끌어올리려고 발버둥을 치고 있다. 내부의 요구만으로도 힘겨운 상황에서 외부까지 일일이 신경을 곤두세우지 못한다.

부모의 지적이 제대로 들릴 리 없다. 충고는 간섭으로, 지시는 강요로 받아들인다. 뇌의 발달 상황을 알지 못한다면, 부모의 눈에는 그저 반항으로 느껴질 수밖에 없다.

외부의 압력이 강할 때, 사춘기의 뇌는 돌발적인 선택을 한다. 20%를 채우려는 노력을 아예 포기한다. 그 결과 감정을 억제할 능력이 떨어지고, 유혹에 쉽사리 넘어간다. 과도한 몰입, 게임 중독, 분노, 자기 혐오 등등으로 나타난다.

뇌의 발달이 활발하게 이뤄지는 이 시기에, 중독은 심각한 폐해를 일으킨다. 뇌를 사각지대로 몰아넣는 결과를 초래한다.

청소년도 치매에 걸릴 수 있다. 디지털 치매이다.

중독에 의한 뇌 손상으로, 디지털기기를 지나치게 사용할 때 발생한다. 스마트폰이 꺼지고 나면 자력으로 아무것도 할 수 없는 무기력 상태에 빠진다.

실제로 디지털기기의 과도한 사용으로 인한 건망증 때문에 젊은이들이 병원을 찾는 경우가 급속도로 늘고 있다. 세계 최고의 디지털기기 보급률을 자랑하는 우리나라. 그만큼 디지털 치매에 노출될 위험이 높은 셈이다.

영츠하이머라는 신조어가 자주 들려온다.

영(young)과 알츠하이머(alzheimer)의 합성어이다. 디지털 치매(digital dementia)와도 일맥 상통하는 개념이다.

스마트폰과 같은 디지털기기의 과도한 사용은 뇌를 정지 상태에 놓이게 한다. 뇌가 해야 할 일을 문명의 이기에 전적으로 맡겨놓은 것이다.

바야흐로 스마트폰 없이 살기 난감한 시대가 되었다. 스마트폰 사용은 1일 평균 3시간으로 알려져 있다. 전 국민의 평균치이므로 젊은 층에 한정하면 사용 시간은 더욱 늘어난다. 이미 청소년의 스마트폰 사용은 심각한 사회 문제가 되고 있다.

2019년 여성가족부 조사에 의하면 전체 청소년의 16%가 중독 위험군에 속한다.

영츠하이머와 성인의 치매

영츠하이머는 성인의 치매와 같은 경로를 밟는다. 다르다면 그 발단이 디지털기기, 특히 스마트폰이라는 점이다.

정보를 찾고, 정보를 저장하고, 정보를 활용하는 것을 전적으로 스마트폰에 맡긴다. 굳이 기억하려 들지 않는다. 오로지 편리함을 따를 뿐이다. 특히 젊은 층들은 스마트폰을 마치 신체의 일부처럼 여기며 잠시도 떨어뜨려 놓지를 못한다.

기억을 담당하는 뇌의 해마는 한가하다. 아니 할 일이 없다. 끊임없이 활동하며 기억하고 싶은 뇌를 방치해 놓은 탓에 본래의 기능을 상실할 수밖에 없다. 결국 뇌의 본성을 무너뜨리는 결과를 초래한다.

청소년기는 질풍노도라고 할 만큼 폭발적으로 뇌의 발달이 이뤄지는 시기이다. 이때 뇌를 정지 상태에 놓이게 한다는 것은 끔찍한 결과를 빚는다. 영양제가 듬뿍 필요한 나무에 독극물을 부어대는 꼴이기 때문이다.

스마트폰으로 대표되는 디지털기기의 과도한 사용은 뇌의 발달을 저하시킨다. 아니, 더 나아가 기존에 형성된 기능마저 퇴화시킨다. 해마가 위축되어 노인성 치매와 같은 모양이 된다.

건망증이 나타난다. 판단력이 떨어진다. 단기기억을 장기기억으로 전환하는 능력이 사라진다.

'마법의 숫자 7'.

하버드 대학의 심리학지 조지 밀러 교수가 주장한 밀러의 법칙이다.

인간의 정보처리 능력의 한계는 7의 범주에 있다는 것이다. 뇌는 7의 범주 안에 있으면 비교적 정확히 기억한다. 그 이상이 되면 약 18초 후에 거의 소멸된다. 그러므로 단기기억을 장기기억으로 전환하기 위한 별도의 노력이 필요하다.

이러한 수고와 노력이 있어야 뇌의 해마에 입력된 정보를 장기기억으로 저장한다. 그러나 스마트폰의 사용은 장기기억으로의 전환을 방해한다.

독일의 뇌 전문가 만프레트 슈피처는 그의 저서 『디지털 치매: 머리를 쓰지 않는 똑똑한 바보』에서 이렇게 주장했다.

'디지털 미디어가 젊은이들을 파괴로 이끌고 있다. 디지털 미디어 이용을 통해 그 어떤 감각 운동학적 흔적도 생성되지 않고, 사회성 역시 크게 변화하고 제한되는 상태이다. 학습에 필요한 정신적 활동의 깊이가 사라지고 디지털로 대체되고 있다.'

디지털기기 사용을 제한하는 IT 업계의 부모들

그린우드 학교는 미국 캘리포니아 실리콘밸리에 있다.

이 학교는 디지털기기를 거부하는 교육 방침을 세우고 있다. 컴퓨터나 스마트폰을 가지고 등교할 수 없다. 디지털기기가 아이들의 창의적 사고와 주의력을 훼손시킨다고 보기 때문이다.

아이러니하게도 실리콘밸리는 IT 산업의 심장부로 학부모 절반 이상이 실리콘 밸리 정보 기술 업계의 임직원이다. 애플, 구글 등 디지털 혁명을 주도하는 실리콘 밸리 컴퓨터 관련자들이 정작 자신들의 자녀는 컴퓨터 없는 학교에 보내고 있는 셈이다.

이유는 분명하다. 디지털기기가 사춘기 뇌의 성장을 막기 때문이다. 대신 뇌의 활성화를 위한 몇 가지 교육 방침을 시행하고 있다.

교과서를 통한 학습을 하지 않는다. 시험을 치르지도 않는다. 창의력 향상을 위해 학생들은 본인이 직접 관찰 실험한 내용을 토대로 수업에 참여한다. 학생들은 각자의 방법으로 수업을 준비한다. 본인 스스로 선택하여 수업을 이끌며, 교과서도 직접 제작하여 사용한다.

이러한 방식을 통해 학생들은 개개인의 성향과 재능에 맞추어진 교육을 받을 수 있다. 성적이나 석차에 몰두하여 경쟁하기보다는 본인의 재능과 개성을 찾고 사회성을 키운다. 그 결과 졸

업생 95% 이상이 아이비리그의 명문대학에 진학하고 있다.

주목할 만한 점이 또 하나 있다. 아이들의 뇌의 능력을 키우기 위해 운동을 굉장히 중요시한다. 정규 수업은 물론 방과 후에도 운동에 많은 시간을 할애한다. 인간의 뇌가 움직임을 통해 활성화되기 때문이다.

"좀처럼 말을 하려고 하지 않아요. 아예 얼굴 마주하는 것 자체를 싫어해요. 그렇게 엄마라면 죽고 못 살던 아이가 무슨 이유로 돌변했는지 모르겠어요."

한 엄마의 한숨 섞인 말이다.

사춘기의 자녀와 부모가 흔히 겪는 문제가 소통이다. 소통의 부재로 관계 자체가 무너져버린 느낌을 받는다.

한 조사에 의하면, 이 시기의 자녀들 중 부모의 충고를 받아들이는 경우는 7.9%에 불과했다. 반면 동일한 충고를 다른 사람이 했을 때, 90%가 귀를 기울였다.

왜 이런 결과를 가져올까. 자녀가 부모와의 소통, 그 한계를 맛본 때문이다. 지시와 명령만 있을 뿐, 공감을 기대할 수 없다고 판단한 탓이다.

자녀와의 불통을 소통으로 바꾸고 싶다면, 먼저 부모가 자신의 대화 패턴을 돌아보아야 한다.

사춘기의 뇌는 외롭다

사춘기에는 자기 정체성 찾기에 몰두하면서도 누군가 손을 내밀어주길 바란다. 주위와 강한 유대관계를 맺으려 한다. 외부의 도움 속에서 자존감을 확인하고 싶어 한다. 그러므로 부모와 이웃의 지지와 격려, 공감이 필요한 시기이다.

이러한 욕구가 해결되지 않을 때 외로움을 느낀다. 외로움을 해결하려고 발버둥 치다 막바지에 몰리면, 극단적인 선택을 한다. 소통의 부재. 우리나라 청소년의 자살률이 높은 이유는 여기에 있다.

외로움에 휩싸인 아이에게 손을 내밀어야 한다.

그러기 위해 먼저 이 시기 뇌 발달의 특징을 알아야 한다. 아이의 생각과 행동을 이해하려는 자세도 물론 중요하다. 그러나 이해보다 공감이 필요하다.

성인이 되기 위한 준비 작업 중인 이 시기에, 부모는 자식의 거울이다. 부모의 올바른 행동과 모습으로 본보기가 되어야 한다. 부모를 본보기로, 롤모델로 삼기 위해서는 아이가 부모를 향해 마음을 열어야 가능하다.

부모는 이성보다 감성에 맞추려 노력해야 한다. 아이가 스스로 자신의 감정을 파악하도록 도와야 한다. 들어주기, 함께하기를 통해 고립된 존재가 아님을 느끼게 해야 한다.

조부모의 역할도 중요하다. 아이가 유대감을 느끼기에는 부모보다 조부모가 한결 쉽다. 부모는 자기 기준으로 아이를 대하지만, 조부모는 아이를 향한 인정과 용납이 어렵지 않다.

조부모는 아이에게 든든한 지원군이다. 부모에게 혼이 나면 조부모로부터 위안을 받을 수 있다. 사춘기 시절 심리적 안정을 줄 수 있는 존재가 바로 조부모이다. 이 시기 아이에게는 지시와 명령보다 의사를 존중해 주고 기다려주는 것이 필요하다. 그 역할을 바로 조부모가 할 수 있다.

필자가 치매 예방 교육 현장에서 안타깝게 느끼는 점이, 교육 대상자를 노년층으로 한정하려는 고정 관념이다.

세대를 뛰어넘어야 한다. 일찍 시작하면 할수록 멀어지는 것이 치매이다. 특히 청소년기는 더더욱 중요하다.

세대를 뛰어넘는 치매 예방 교육이어야 진정 치매 없는 세상을 만들 수 있다. 그야말로 치매 예방의 조기 교육이 절실하다.

치매환자의 연령이 낮아지고 있는 현실에 대비해야 한다. 40대에 치매 진단을 받았다면, 10대에 시작되었다는 뜻이기 때문이다.

치매 예방 교육은 단순히 치매 자체에 초점이 맞춰져 있지 않다. 생활습관에서 정서 안정까지, 치매는 물론 삶을 활기차게 만든다.

> 흔들리지 않고 피는 꽃이 어디 있으랴
> 이 세상 그 어떤 아름다운 꽃들도
> 다 흔들리면서 피었나니
> 흔들리면서 줄기를 곧게 세웠나니
> 흔들리지 않고 가는 사랑이 어디 있으랴
>
> - 도종환 시인의 '흔들리며 피는 꽃' 중에서

사춘기의 뇌는 변화에 몸부림치는 시기이다.

감정의 굴곡을 겪고, 외부의 상황과 갈등하고, 중독의 유혹에 노출되면서 위기를 경험한다. 이 몸부림은 성장을 위한, 아름다운 꽃을 피우기 위한 뿌리 내림이다.

흔들리며 성장하는 사춘기의 뇌.

뇌의 특성을 알아야 생활습관과 마음가짐이 달라진다. 뇌가 건강하게 발달해야 인생이 아름답다.

성년기의 뇌

뇌는 공감과
소통을 꿈꾼다

군부대와 대학에서 젊은 층을 대상으로 치매 예방 강의를 하면, 대체로 심드렁한 표정이다. 자신과 무관한 이야기를 듣는 듯한 태도다.

그럴 때면 필자는 묻는다.

"치매하면, 누가 떠오르나요?"

"할아버지요, 할머니요."

"저는 여러분이 더 걱정이 됩니다. 지금 여러분에게서 30년 후의 모습이 그려지기 때문입니다. 여러분의 뇌에는 이미 치매의 씨앗이 뿌려져 있으니까요. 어떤 분은 벌써 싹이 터 잎을 매달기 시작했을 겁니다."

일순 주위가 고요해지고 긴장감마저 흐른다. 필자는 사뭇 단호한 어조로 덧붙인다.

"모두 최선을 다해 살아가고 있을 겁니다. 그러나 그 최선이 오히려 치매가 잘 자랄 풍토를 만들고 있을지도 모릅니다."

성년기의 뇌를 알아가기 위해 두 가지 질문에 답을 할 필요가 있다.

첫째, 구조와 기능 면에서 안정된 상태인가?

다른 발달 단계에 견주자면, 안정된 상태인 것은 분명하다. 급격한 변화도, 주목할 만한 쇠퇴도 없다. 그렇다고 안심할 상태는 아니다.

끊임없이 뇌의 에너지원을 공급해야 한다. 학습, 운동, 정서적 활동이 그것이다. 만일 에너지원이 차단되거나 왜곡된다면, 뇌의 기능은 다른 신체 장기처럼 노화의 과정을 밟게 된다. 곧 치매로 성큼 발을 내딛는 것이다.

둘째, 더 이상 뇌는 성장하지 않는가?

뇌의 뉴런은 태아기에 기본이 만들어지고 청소년기를 거친 후에는 그 수가 증가하지 않는다고 알려졌다. 뉴런의 돌기가 복잡해질 뿐이라고 했다. 다시 말해, 뉴런은 생성하지 않고 나이가 들수록 노화한다는 것이었다.

최근 성년기의 뇌에 분열 능력이 있는 신경간세포가 존재한다는 사실이 밝혀졌다. 해마 주변에서 발견된 이 세포는 뉴런뿐 아니라 그 주위의 세포도 생산한다.

성년기에도 뇌는 계속 발달한다는 의미이다. 그럼에도 뇌를 무력하게 만들 위험 요소에 노출되어 있다.

성년기의 뇌는 마치 두 개의 틈바구니에 낀 처지인 셈이다. 즉 '청춘의 뇌'와 '노인의 뇌', 어느 쪽으로든 향할 가능성이 있다.

성년기의 뇌는 피곤하다

사회활동을 하면서 인간관계는 점점 더 다양하고 심각해진다. 성인으로서 책임져야 할 일들은 강화된다. 그만큼 뇌가 감당해야 할 몫이 늘어난다.

특히 관계의 문제는 뇌에 커다란 영향을 미친다. 좋은 관계는 뇌를 활성화시키고, 반면 불편한 관계는 뇌를 압박하고 위축시킨다. 뇌의 건강은 관계에 의해 결정이 된다고 해도 과언이 아니다.

오늘날 젊은 세대를 MZ세대라고 일컫는다.

1980년부터 1994년생까지는 밀레니얼(M), 1995년부터 2004년 출생자를 뜻하는 Z를 통칭하여 MZ세대가 된 것이다. 통계청에 따르면 MZ세대는 2019년 기준 약 1,700만 명으로 국내 인구의 약 34%를 차지한다.

MZ세대는 디지털 환경에 익숙하다. 트렌드에 민감하며 이색적인 경험을 추구한다. 특히 SNS 활용에 능숙해 유통시장에 강력한 영향력을 발휘한다. SNS와 인터넷, 스마트폰에 익숙한 MZ세대는 메타버스라는 가상세계에서 아바타로 생활한다.

개인주의적이며 자기중심적인 특성을 보인다. 기성의 관습과 문화를 거부한다.

인간관계보다는 이해타산을 앞세워 판단하고 결정한다. 이들에게 평생직장이란 생각은 고리타분한 구시대적 발상일 뿐이다. 좋은 조건이라면 언제든 옮길 수 있다고 생각한다. 공동체보다는 개인에 시선이 맞춰져 있다. 노동보다는 여가 활동에 더 많은 관심을 갖는다. 안락한 미래를 위해 오늘을 희생하지 않는다.

"자식이 내 노후까지 책임지길 바라진 않아요. 그저 평생 독신으로 살겠다는 생각만 고쳐먹었으면 해요."

결혼적령기를 넘긴 딸을 둔 L씨의 말이다. 비단 L씨의 딸뿐이 아니다. 주위에서 비혼을 주장하는 젊은이들을 자주 만나게 된다. 결혼을 했어도 자녀를 갖지 않겠다고 한다.

이러한 세대의 추세에 따라 기존의 공동체, 특히 가족문화는 급격히 변하고 있다.

2020년 대한민국 출산율이 0.84%로 저출산 문제가 심각하게 대두되고 있다. 이는 사회 생산성 감퇴와 함께 고령화 시대의 복지문제와 직결된다.

여성의 사회 참여가 늘어나면서 저출산은 피할 수 없게 되었다. 남성의 가사 분담과 육아 돌봄, 국가의 재정적 지원으로 해결할 수 있을지 의문이다.

원인은 깊은 곳에 있지 않을까.

뇌의 지형이 바뀐 탓은 아닐까.

앞에서 거론했듯이, 인간의 뇌는 생존과 행복이라는 두 잣대를 향해 발달해 왔다. 성년기의 뇌는 안정감과 행복에 집중한다. 뇌의 요구를 기존의 가족관계에서 해결할 수 없다고 판단하면, 뇌는 새로운 방향으로 선회할 수밖에 없다.

이미 기존의 질서는 바뀌었다. 결혼은 필수가 아니라 선택으로 받아들여지고 있다. 출산 역시 다르지 않다. 동성 간의 결혼도 아득한 먼 나라의 특별한 이야기가 아니다.

베이비붐 세대 며느리는 당연히 부모님을 모셔야 한다고 생각하는 세대였다. 평생 가족들을 위해 희생했다. 가족이라는 울타리 안에서 며느리로서, 아내로서, 엄마로서의 삶에 짓눌려야 했다.

MZ세대는 어떤 생각을 하고 있을까?

오랜만에 시댁에 온 며느리는 마치 가시방석에 앉은 느낌이 든다. 시댁에서 명절을 맞으면 쉴 틈 없이 일을 해야 한다. 남편 역시 부모와 아내 사이에서 눈치를 보느라 힘들 수밖에 없다. 이래저래 스트레스에 시달린다.

한 조사에 의하면 가족 모임에 가지 않겠다는 응답이 43%에 달한다. 또한 명절 이후 이혼이 급증한다는 보고도 있다.

성년기의 뇌는 세대 간 갈등으로 인한 스트레스를 겪는다

시대는 엄청난 속도로 변화하고 있다. 사회의식과 가치관도 변해야 한다. 즐겁게 즐기기 위해서 모이는 가족이다. 기성세대는 옛 관습에 지나치게 얽매이지 말아야 한다.

MZ세대들은 평등한 삶을 원한다. 그 평등을 유지하기 위해서는 서로 노력을 해야 한다. 기성세대들은 MZ세대들이 차별 없이 자란 세대라는 것을 인지해야 한다. 순종하며 살아야 착한 며느리라는 생각 자체를 버려야 한다.

갈등은 스트레스의 주요인이다. 갈등의 해결점을 찾지 못하면 스트레스가 심각해지며, 결국 뇌에 치명타를 입힌다.

가족의 상호관계에 따라 뇌는 요동친다. 즐거운 뇌, 혹은 괴로운 뇌로 갈라진다. 즐거운 뇌가 되기 위해선 상호 간 유연하게 변화해야 한다. 각자의 주장을 앞세우기보다 마음을 열고 소통해야 한다.

불통은 뇌를 죽이고, 소통은 뇌를 살린다.

가족은 소통의 토대이자 출발점이다. 불통의 가족이라면, 누가 먼저 변화를 시도해야 할까. 자식 이기는 부모 없다고 했다. 불통의 장벽을 무너뜨리는 것 역시 부모의 몫이다.

세대 간의 갈등 역시 마찬가지다.

어른이라는 미명 아래 붙잡고 있는 구태의연한 사고방식, 고집스런 행동을 내려놓아야 한다. 신세대의 사고와 태도를 비판하기보다는 감정을 누르고 상대의 입장에서 공감하려는 자세가 필요하다.

성년기의 뇌가 겪는 고통은 소통의 부재에서 온다

불통 속에서 외로움에 사로잡히고, 외로움으로 뇌는 심각한 손상을 받는다.

중국 복건성에 객가족의 전통가옥인 토루가 있다.

객가족은 7세기경 이민족의 침략을 피해 남쪽으로 이주했다. 깊은 산속으로 피신해 특이한 가옥인 토루를 짓고 집단 거주했다.

토루는 원형, 혹은 사각으로 3층 외벽을 쌓은 구조다. 출구는 단 하나이고 벽을 중심으로 1백에서 2백 가구가 모여 산다. 보통 씨족 사회의 공동체를 이룬다.

출구는 단 하나이다. 토루 안에는 마당에 해당하는 공간이 있다. 이곳 주민들은 남녀노소를 불문하고 아침이면 마당에 모인다. 토루의 구조상 그럴 수 밖에 없다.

겉으로는 외부와 단절되어 굉장히 패쇄적으로 보인다. 그러나 그들은 이 마당이라는 공간을 통해 자연스럽게 소통을 했다. 소통의 결과는 놀라웠다. 객가족은 진취적 기상과 개척 정신의 상징이 되었다.

"태양이 있는 곳에 중국인 있고, 중국인이 있는 곳에 객가족이 있다."

동양의 유대인이라 불릴 만큼 객가족에서는 뛰어난 인물이 많이 배출되었다. 덩샤오핑 중국공산당 지도자, 싱가포르의 건국 지도자 리콴유, 대만의 현 총통 차이잉원 등등.

외부적으로 철저히 단절된 듯하지만, 토루 안에서 활발한 교류를 통해 소통의 힘을 키운 것이다.

소통은 뇌를 안정시켜 그 기능을 충분히 발휘할 기회를 준다. 살아있는 뇌, 활기찬 뇌를 만드는 원동력이 된다.

그러나 성년기의 뇌는 불통의 함정에 빠지기 쉽다. 특히 개인주의의 조류 속에서 이러한 위험은 날로 커지고 있다. 소통의 부재 속에서 산다는 것은 치매의 문을 열어두고 있다는 의미인 셈이다.

소통하기 위해선 먼저 공감할 줄 알아야 한다.

공감은 관심과 신뢰 위에서 꽃 피우고 열매 맺는다.

공감은 비를 맞고 있는 이에게 우산을 씌워주는 게 아니다. 함께 비에 젖는 것이다. 해결책을 제시하는 게 공감이 아니다. 상대의 감정을 함께 느끼는 것이다. 상대의 마음을 상대의 입장에서 읽어주는 것이다.

성년기의 공감 능력은 뇌에 활력을 가져다 준다.

공감을 통해 뇌는 행복감을 맛본다.

중년기의 뇌

뇌가
좋아하는 것을 하라

엄마와 딸이 자주 말다툼을 벌였다.

사소한 일에서 중요한 결정까지 충돌하곤 했다. 승자는 번번이 엄마였다. 사춘기의 딸을 굴복시키는 비결은 무엇이었을까. 바로 엄마가 갱년기에 막 접어들었다는 것이다. 갱년기는 그 무섭다는 중2 사춘기조차 압도했다.

갱년기를 흔히들 오춘기라고도 한다. 남녀노소를 불문하고 힘든 시기다. 개인에 따라 여러 이유를 꼽을 수 있겠지만, 크게 둘로 나눌 수 있다.

첫째, 신체의 균형이 무너진 탓이다.

둘째, 정신적 공허함이 시작된 까닭이다.

여성의 경우, 갱년기는 폐경과 함께 찾아온다. 난소 기능이 막을 내리면서 여성 호르몬이 감소한다. 반면 소위 나쁜 호르몬으로 알려진 코티졸, 인슐린 등이 증가한다. 이는 곧 신체의 균형이 깨지는 결과를 빚는다.

이유 없이 식은땀이 난다. 얼굴에 홍조가 나타난다. 간헐적으로 가슴이 심하게 두근거린다. 몸이 무겁고 조금만 움직여도 피곤하다. 불면증에 시달린다.

갱년기의 여성은 허무한 감정에 자주 사로잡힌다.

심정의 변화가 잦다. 훅, 하고 화가 치민다. 감정 기복이 심해 가족이 자신에게 등을 돌린 느낌이다. 서운한 기분에 젖어 만사가 귀찮아진다. 집중력이 감소한다. 삶 자체가 덧없다는 생각에 우울하다.

자신의 삶을 희생하며 키운 자녀들은 이미 엄마의 둥지를 떠났다. 일과 외부활동에 전념하는 남편은 점점 아내에게 무심하게 대한다. 그동안 무엇을 바라보며 최선을 다했는지, 과거의 삶이 허탈하게 느껴진다. 앞으로도 나아질 기미가 보이지 않는다.

지나온 과거는 덧없고, 오늘은 허전하고, 내일은 기대할 바가 없다.

남성 역시 갱년기에서 자유로울 수 없다. 남성호르몬의 감소로 신체적 변화를 겪는다. 여성의 경우처럼 정서적 감정 기복이 심해진다. 심리적으로 직장이나 가정에서 소외감을 느낀다.

갱년기의 뇌는 외롭고, 우울하고, 무기력하다

이러한 감정들은 당연히 뇌의 활성화를 떨어뜨린다. 뇌는 정지 상태에 가까워진다. 사용하지 않는 뇌는 빠르게 기능을 상실한다. 특히 감정을 담당하는 전두엽이 제일 먼저 타격을 받는다. 곧 치매에게 문을 열어주는 꼴이 된다.

일반적으로 치매가 시작되는 시기다. 그러나 다행히 뇌 자체는 치매에 무력한 건 아니다. 치매를 유발하는 환경과 조건만 걷어낸다면, 뇌는 본래의 기능을 한층 더 강화할 수 있다.

인간의 뇌는 평생을 두고 계속 발달한다. 뇌 활동이 가장 활발해지는 시기도 바로 이때이다. 뇌과학자들의 연구에 의하면, 중년의 뇌가 더 똑똑하고, 더 침착하고, 더 행복해한다.

신경과 의사 리처드 레스텍은 『두뇌 운동』이라는 저서에서 이렇게 기술했다.

'두뇌는 많이 쓰면 쓸수록 더 잘 움직이고 우리의 기분 역시 좋아진다. 두뇌는 다른 기관과 대조적으로 반복해서 사용해도 결코 닳지 않는다. 자극을 주면 줄수록 더 좋아지는 게 바로 뇌다. 뇌를 꾸준히 사용하라! 그렇지 않으면 잃을 것이다.'

뇌를 사용하지 않으면 뇌의 노화는 가파르게 이뤄진다

주목할 점은 반대의 경우이다. 사용치 않을 때, 뇌의 노화는 가파르게 이뤄진다. 따라서 양날의 칼을 쥔 기분으로 뇌를 관리해야 한다. 뇌의 노화를 막는 것과, 청춘의 뇌로 활성화시키는 것을 동시에 염두에 두어야 한다. 그것이 치매에게 굿바이를 선언하는 길이다.

50대 이후 암보다 더 끔찍한 병으로 치매를 꼽고 있다. 그럼에도 치매에 대한 정보와 이해도는 상당히 부족하다.

한 연구 결과에 의하면 중년 남자보다 여자가 더 치매 예방의 중요성을 인지하고 있다. 특히 여자들의 경우 사회활동이나 종교 활동을 하는 사람들일수록 치매에 대한 관심도가 높았다. 외부 활동을 통해 치매 관련 지식을 제공받기 때문이다.

2016년 서울시 광역치매센터에서 1,000명을 대상으로 설문조사를 했다. 응답자의 80.3%가 치매는 예방할 수 없는 병이라고 답했다. 2018년에 다시 조사한 결과, 치매에 대한 관심은 증가하고 있으나 치매에 대한 원인이나 예방법을 제대로 알지 못했다.

치매의 공포에서 벗어나기 위해선 무엇보다 치매 예방 교육이 필요하다. 치매 예방 교육은 더 이상 선택이 아닌, 반드시 거쳐야 할 필수 코스이다. 중년부터 꾸준히 예방 교육에 노력을 기울이면 얼마든지 예방이 가능한 질병이 치매이기 때문이다.

중장년층을 대상으로 하는 치매 예방 교육의 필요성, 그 공감대는 빠르게 형성되고 있다. 그러나 막상 우리 현실은 그렇지 않다. 여전히 노년층을 대상으로만 치매 교육이 전개되고 있는 실정이다.

치매 예방을 통해 삶의 질을 높일 교육프로그램이 절실하다. 물론 각 개인의 노력이 중요하다. 그러나 이미 치매는 개인을 넘어 사회 전체가 책임져야 할 주요 사안이 되었다. 공동체 차원에서 도움을 제공해야 한다. 일부 지자체에서 시행하고 있는 '중년배움학교', '인생 2모작 프로그램' 등이 지역민에서 많은 도움이 되고 있다.

갱년기의 대표적 감정 우울감

이 시기에 불쑥 찾아오는 대표적인 감정이 우울함이다.

뇌에 부정적 감정들이 쌓여 해소되지 않은 탓이다. 이러한 상태가 반복, 지속되면 뇌의 기능을 저해하는 우울증이 된다.

우리의 뇌는 긍정적 신호보다 부정적 신호에 더 민감하다. 칭찬보다 비난에 더 강렬하게 반응한다. 뇌가 진화해온 이력이 생존에 밀착되어 있기 때문이다. 부정적 신호를 뇌는 생존을 위협하는 전조로 받아들인다.

갱년기의 뇌는 부정적 신호에 극도로 민감해진 상태이다. 평소라면 쉽게 넘어갈 것도 확대 재생산한다.

퇴근한 남편이 지나가는 투로 말한다.

"얼굴이 왜 그리 부시시해?"

"그래서 어쩌라고? 보기 싫으면 아예 쳐다보지 마. 그리고 내가 누구 때문에 이 꼴이 되었는데……."

예전에는 바빠서 화장을 못했으니 그럴 만도 하겠다고 여겼다. 하지만 아내로선 야속하다. 남편의 말에 저의가 담겨 있다고 여기며 부정적 의미를 부여한다. 만일 남편이 맞대응이라도 하면, 걷잡을 수 없는 상황으로 치닫는다.

왼손으로 젓가락질을 한 것이 발단이 되어 이혼한 부부가 있었다. 밭에 고추와 상추 중 어느 것을 먼저 심을 것인가를 두고 말다툼을 벌이다 결국 갈라서기로 결정했다는 이야기도 들린다.

중년기 부부들이 흔히 겪는 어려움 중의 하나는 대화이다.

감정 기복으로 인해 서로에게 상처 주는 말이나 행동을 한다. 상처가 해소되지 않으면 결국 대화의 창구가 닫히고, 소통은 기대조차 할 수 없게 된다.

부부 중 한 사람이라도 이 시기 뇌의 상태를 인지한다면 상황은 달라진다. 긍정적인 말과 행동을 유도하려 들 것이다. 그렇지 않으면 결국 서로의 뇌를 망가뜨리게 된다.

필자는 전작 『치매, 엄마가 이상해요』에서 치매 예방의 핵심은 생활습관을 개선시키는 것이라 밝혔다. 곧 뇌의 활성화를 도울 일상생활을 만들어야 한다는 의미이다.

갱년기를 즈음해 우리는 몸도 마음도 급격한 변화를 맞이한다. 뇌의 변곡점인 셈이다. 일상생활 태도에 따라 청춘의 뇌로 비상할 수도, 치매의 수렁으로 추락할 수도 있다.

마음의 평안을 위해 몸을 움직여야 한다

생활습관의 개선은 단지 신체적 차원에 머무르지 않는다. 신체와 정신의 합치 속에서 진행되어야 한다. 예컨대 우울증에 시달린다면, 마음의 평안을 위해 몸을 움직여야 한다.

대화로 소통의 통로를 열고 싶다면, 소파가 아닌 오솔길을 산책하는 편이 좋다. 왜냐하면 우리 뇌의 구조가 그렇게 작동하기 때문이다. 뇌는 결코 몸 따로, 마음 따로 작동하는 걸 원치 않는다. 효율성 역시 기대 이하이다.

우울하다면, 일단 방문을 걷어차고 밖으로 나가야 한다. 부정의 수레바퀴를 굴리고 있는 뇌에 마음보다 먼저 몸의 변화를 줘야 한다. 친구들을 만나거나 공원을 산책하거나, 새로운 취미생활을 시작하거나……. 이렇듯 몸의 변화를 통해 마음 평정을 찾으려 해야 한다.

요즘은 남성 갱년기도 심각해지고 있는 실정이다.

남성호르몬의 감소로 신체적 변화가 일어난다. 면역력도 떨어지면서 체력의 한계를 실감한다. 당연히 감정 기복이 심해진다. 게다가 직장이나 사회에서 소외감을 느낀다. 이런 현상이 누적되면서 부부관계의 위기를 겪기도 한다.

중년 남성의 고독사가 늘고 있다. 여성에 비해 7배나 높다.

부부간의 불화가 계속되면 이혼으로 이어진다. 홀로된 중년의 남성은 가족 해체의 좌절감과 상실감에서 헤어나오기가 힘들어진다. 현재 중년 남성들의 고독사에 대해서는 사회적인 안전망이 없는 실정이다.

"선생님은 갱년기를 어떻게 극복하셨나요?"

어느 날 강의가 끝나고 받은 질문이었다. 상당히 난처했다. 일반적인 대답으로 마무리했지만 한동안 머릿속에서 떠나지 않았다.

필자에게는 갱년기가 없었다. 아니, 갱년기를 실감하지 못하는 편이 옳았다. 그즈음 경력 단절, 전업주부의 일상에서 변화와 도전의 삶을 시작했다. 뒤늦은 학업에 몰두하는 통에 하루를 분으로 쪼개야 할 만큼 바빴다. 다른 생각할 짬이 없었다. 새로운 것을 배우는 게 마냥 즐거워 갱년기가 오는지 가는지도 몰랐다.

돌이켜 갱년기를 극복할 수 있었던 이유를 굳이 꼽으라면, 내가 하고 있는 것을 좋아했다는 점이다.

Do what you like.

Like what you do.

당신이 좋아하는 것을 하라.

당신이 하고 있는 것을 좋아하라.

미국에서 생산되는 중저가 브랜드 옷에 붙어 있는 문구이다. 문득 눈에 띄었고, 어느덧 삶의 경구처럼 여기게 되었다.

좋아하는 것을 한다면 축복이다. 그러나 우리에게 그런 행운은 좀처럼 오지 않는다. 다만 현재의 상황을 좋은 쪽으로 받아들이려는 마음가짐은 가능하다. 긍정적인 시각으로 나와 주변을 바라보겠다는 각오만 있다면 얼마든지.

나이가 들수록 얼굴 미인이 아니라 뇌 미인이 되려는 노력이 필요하다. 그러기 위해선 생활습관의 변화를 통해 생각을 긍정적으로 바꿔야 한다.

긍정적 사고가 뇌 미인을 만들고, 뇌 미인은 치매에 걸리지 않는다.

노년기의 뇌

뇌에게
포기란 없다

우리는 나이가 들어서 노는 것을 포기한 것이 아니다.
노는 것을 포기했기 때문에 나이가 든 것이다.

미국의 가장 위대한 법사상가로 불리는 오리버 웬델 홈즈의
말이다. '노는 것'을 '생각의 젊음'으로 대치하면 한층 실감이 될
듯하다.

나이 탓에 포기한 것이 아니라 늙었다는 생각 때문에 포기한
다. 그렇다. 노년기는 지레, 스스로 많은 것을 포기한다. 하고픈
것들, 이루고 싶은 것들을 나이 탓으로 돌리며 외면한다.

나이듦에 대한 주위의 평가 역시 다르지 않다. 희망은 노욕으로, 용기를 발휘한 행동은 나잇값 못하는 주책으로 간주한다.

스스로의 판단이든, 주위의 시선이든 노년기를 그저 인생의 종점, 그 직전의 정거장쯤으로 여긴다. 과연 그래도 되는지 의문이다. 분명한 것은 이렇다. 설사 삶의 최전선에서 물러섰을지라도 인생은 여전히 진행형으로 흘러간다는 사실이다.

세간의 화제가 되었던 책이 있다. 『백년을 살아보니』라는, 연세대학교 명예교수이자 철학자인 김형석 교수가 100세를 즈음해 에세이 형식으로 쓴 책이다. 노철학자는 자신의 인생을 돌아보며 이렇게 밝히고 있다.

'내 인생의 황금기는 65세에서 75세였다.'

일반적으로 인생의 황혼기라고 일컫는 시기다. 그러나 노철학자는 100세를 살아온 세월 중에서 가장 아름답고, 빛나고, 충실했던 기간으로 꼽고 있다.

유엔에서는 세계 인류의 체질과 평균 수명에 대해 측정한 결과, 새로운 연령 분류를 5단계로 규정했다.

0~18세 미성년자, 18~65세 청년, 66~79세 중년, 80~99세 노년, 100세 이상 장수 노인.

현행 노인복지법에 의하면 노인의 기준 연령은 65세.

100세 시대임을 감안할 때, 인생의 1/3이 더 남아 있다. 그야말로 '소털 같은 많은 날'이다. 새로운 삶을 계획하지 말아야 할 이유가 전혀 없다. 심리적으로도 주눅들 필요가 없다.

꽃은 떨어지고 잎은 시들기 마련이다. 노년기 자체를 거부할 수도, 부정할 수도 없다. 다만 어떻게 맞이할 것인가에 따라 노년기의 삶이 달라진다. 그럴 수 있다. 왜냐하면 노년기일지라도 뇌의 청춘은 얼마든지 가능하기 때문이다.

노년기는 위기감을 느낀다

노년기의 신체 능력 저하는 자연스러운 현상이다.

등이 굽고 키가 줄어들며 근육과 뼈가 위축된다. 운동 능력이 떨어진다. 피하지방이 줄면서 몸무게는 줄고 주름은 늘어난다. 면역 능력의 저하로 인해 질병에 쉽게 노출된다. 젊은 시절 그릇된 생활습관으로 축적되었던 질병이 서서히 드러나기 시작한다. 균형감각이 떨어져 골절과 낙상의 위험이 커진다. 집중력과 기억력이 약화된다. 각종 성인병에 시달린다. 특히 노년기의 공포, 치매에 대한 염려가 커진다.

노년기의 정신은 위기에 처한다.

퇴직으로 인한 경제적 어려움, 사회적 활동의 폭이 줄어들면서 느끼는 외로움, 자녀의 독립과 지인의 죽음에서 비롯된 상실감이 밀려온다. 자신감은 점점 없어지고, 세상으로부터 버림받은 듯한 느낌에 사로잡힌다.

몸은 늙고, 정신은 초라해진다. 이래저래 노년은 위기의 시기이다.

뇌는 신체의 사령부와도 같다. 육체와 정신이 뇌의 안내와 지시를 따른다. 그러므로 무엇보다 뇌의 활성화를 위한 방법을 찾아야 한다.

곧 운동과 지적 활동이다. 이는 동전의 양면과도 같다. 각기 분리된 채 존재하지 않는다. 상호작용으로, 서로를 이끌거나 영향을 미친다.

적당한 신체 활동이 반드시 필요하다

특히 유산소운동은 몸의 근육을 무리 없이 단련시킨다. 50대 이후 근육이 줄어들면서 근력도 감소한다. 이를 예방하기 위해서는 근섬유가 약해지지 않도록 산책이나 등산 등이 바람직하다. 신체의 힘은 허벅지 근육에서 나온다. 허벅지 근육을 강화함으로써 당뇨병과 각종 질환을 예방할 수 있다. 또한 근력 운동은 성호르몬이나 성장호르몬을 배출시킨다. 곧 몸이 젊어지게 하는 역할을 하는 셈이다.

유산소운동은 혈액순환을 활발하게 만들어 뇌에 전달되는 혈류량을 늘려준다. 뇌가 활기차게 활동할 수 있는 환경을 마련해주는 셈이다. 또한 야외에서 하는 유산소운동은 비타민D를 충분히 흡수해 스트레스와 우울증 예방에도 도움이 된다.

동전의 다른 면인 지적 활동 역시 중요하다

지속적으로 뇌의 인지 능력을 향상시켜야 한다. 그러기 위해선 뇌를 긴장하게 만들어야 한다. 부단히 새로운 정보를 입력시키고, 그 정보를 활용할 기회를 제공해야 한다. 간단하면서도 직접적인 방법이 뇌의 지적 호기심을 자극하는 것이다.

80세에 스페인어 공부를 시작한 어르신이 있다. 주위에선 이렇게 수군거린다.

"그 나이에 스페인어는 배워서 뭐하려는지 모르겠어. 괜히 머리만 아프게."

머리가 아프려고 공부를 한다? 오히려 정반대이다. 머리를 건강하게 만들기 위해 새로운 도전을 시작한 것이다.

지적 호기심은 뇌를 깨어 있게 한다. 새로운 것을 받아들이려면 그만큼 뇌가 활발하게 움직여야하기 때문이다.

앞에서 거론했듯이, 뇌는 쓰면 쓸수록 젊어진다.

노년기에도 학습 능력은 충분하다

노년기에는 구조적으로 학습에 불리하리라 생각한다. 기억력과 집중력의 저하 때문에 젊은 층을 쫓아갈 수 없으리라 단정한다.

과연 그럴까? 이에 대한 연구가 있었다.

미국의 대학 산하 정신의학연구소의 연구로, 14세에서 79세에 이르는 건강한 남녀들의 뇌 사진을 조사했다.

노년층은 학습을 받기에 어려움이 많을 것으로 판단했다. 그러나 79세의 노인도 14세의 소년에 못지 않은 뇌의 구조를 지니고 있음을 알 수 있었다. 노년층도 새로운 뇌세포를 만드는데 필요한 재료를 갖고 있었던 것이다.

이를 통해 아무리 나이가 많아도 10대만큼 새로운 뇌세포를 만들 수 있다는 것을 알 수 있다. 즉 뇌는 나이와 상관없이 잘 준비되어 있다. 노년기를 맞아도 학습할 능력이 충분하다는 것이다.

더 이상 나이는 중요하지 않다. 다만 뇌를 쓸 것인가, 계속 방치할 것인가를 결정하는 선택이 남았을 뿐이다.

사실 지적 호기심에는 용기가 필요하다. 나이를 이유로 포기를 강요하는 상황과 맞서겠다는 의지다.

삼성의 이병철 회장은 76세의 나이에 반도체 사업을 시작했다. 주위에서 무모한 결정이라고 반대했지만 물러서지 않았다. 만일 나이를 이유로 새로운 사업을 포기했다면, 현재 삼성의 모습을 상상하기 어려울 것이다.

미국에서 가장 사랑받는 화가 '그랜마 모제스'는 78세에 그림을 그리기 시작했다. 건강한 몸과 정신으로 화가의 삶을 102세까지 이어갔다.

뇌는 늙고 싶지 않고, 상황과 조건만 받쳐준다면 실제로 늙지 않는다. 그 상황과 조건이 바로 지적 호기심이다. 노년의 무력함을 몰아내는 강력한 무기이다.

노년기에 흔히 겪는 증상이 기억력과 집중력의 저하이다.

나이 들어 자연스러운 현상으로 받아들여야 할까? 그렇지 않다. 뇌를 게으르게 만든 탓이다. 호기심을 충족하려 시도한다면, 뇌는 부지런히 활동한다. 당연히 기억력과 집중력이 좋아진다.

지적 호기심은 뇌를 즐겁게 한다. 곧 삶의 만족도와 직결된다. 당장 '써먹을 데'가 없어도 배우고 익히는 과정 자체에서 행복감을 느낀다.

노년기를 젊게 사는 길은 뇌에 달려 있다

청춘의 뇌를 만들기 위해서는 운동과 지적 활동이 필요하다. 또 하나를 꼽는다면, 마음가짐이다.

마음가짐, 즉 노년기를 바라보는 인식의 태도이다. 다가온 노년기를 긍정적으로 맞이할 것인가, 아니면 부정적으로 여길 것인가에 따라 달라진다. 어느 쪽으로 마음을 먹느냐에 따라 다른 삶이 펼쳐질 것이다.

인간은 누구나 행복하기를 갈망한다.

노년기가 되었다고 이러한 갈망을 내려놓아야 할까? 그게 가능하긴 할까?

필자는 치매 예방 강의 중 어르신들께 지금 행복하시느냐고 묻곤 한다. 대부분 씁쓸한 표정으로 웃어넘긴다. 이 나이에 무슨 행복 타령이냐는 식이다.

교장으로 정년퇴직한 어르신은 이렇게 대답했다.

"행복해지기 위해서가 아니라 덜 불행해지기 위해 삽니다."

대답 안에는 노년기 삶의 현실이 담겨 있다.

실제로 노년기는 상실을 강요받는 시기이다. 젊음을 바쳐 일했던 직장에서 나이를 이유로 밀려난다. 자녀들은 성장해 부모의 곁을 떠난다. 신체적 활력을 잃어가고, 이런저런 질병에 시달린다. 사회활동은 경제적 이유로 제한 받는다. 가정 안에서의 존재감은 점점 옅어진다.

나는 이제껏 무엇을 위해 살아왔고, 살아갈 것인가.

돌아보면 딱히 이룬 것이 없다는 생각에 허무감이 밀려온다. 현실의 내 모습도 초라하기 짝이 없다. 앞으로 펼쳐질 미래 역시 나아질 기미가 보이지 않는다.

울적한 느낌에 사로잡힌 날들이 늘어나면서 무기력감에 빠진다. 우울증의 시작이다.

나는 누구인가?

자문해 봐도 선뜻 자신있게 대답하지 못한다. 가정과 공동체 안에서 자신의 존재가 덧없게 느껴진다. 결국 자존감을 상실하게 된다.

자존감은 사랑과 지지를 받으면서 형성된다. 사랑과 지지의 강도가 강할수록 자신이 괜찮은 존재처럼 여겨진다. 반대로 무관심과 비난은 자존감을 떨어뜨린다.

노년기는 사회적 환경에 의해 자존감에 상처를 입는다. 가치 있는 삶을 살아갈 동력이 되었던 자존감의 상실은 자기비하로, 자기비하는 우울증으로 이어진다.

자존감이 낮을수록 매사에 부정적이다. 곧 뇌를 위축시키는 독이 된다.

노년기 건강한 뇌를 위한 비결은 긍정 마인드

뇌를 위한 마음가짐이란, 부정적인 태도를 긍정적으로 바꾸는 것이다.

노화 연구 결과에 따르면, 자존감은 건강과 많은 관계가 있는 것으로 드러났다. 꾸준히 증가하던 자존감이 노년기에 접어들면서 추락한다. 하지만 낙담은 이르다. 자신의 노력에 의해 자존감 역시 회복 탄력성을 발휘할 수 있기 때문이다.

결국 노년기 삶의 만족도는 자존감에 달려있다.

그러기 위해선 무엇보다 긍정적인 마음으로 자신을 바라보는 것이 중요하다.

비교는 금물이다. 타인과 비교하는 순간, 우리의 뇌는 결핍 부분에 더 집중한다. 자신의 장점은 가볍게 여기고, 단점은 치명적으로 확대한다.

우울증을 극복한 이들의 이야기 중에서 빠지지 않는 마음가
짐이 있다.
감사, 감사하는 마음이다.

아침에 눈을 뜰 수 있어 감사!
걸어다닐 수 있는 두 다리가 있어 감사!
아름다운 세상을 볼 수 있어 감사!
맛있는 밥상을 받을 수 있어 감사!
편히 쉴 수 있는 내 집이 있어 감사!

감사의 대상을 크고 거창한 것으로 여길 필요는 없다. 소소한
일상에 감사하는 것으로 충분하다.
긍정적인 마인드는 감사에서 나온다. 감사하면서 일상을 인
정하면 주위와 화해하게 된다. 나아가 자신의 존재감을 확인한
다. 곧 자존감의 회복이다.

사실, 긍정적인 마인드 하나로 노년의 삶이 변화한다.
긍정의 울타리 안에서 뇌는 새로운 뇌세포를 만들어간다. 여

기에 운동과 지적 활동을 함께 한다면, 그것이 바로 치매 예방이다.

나이듦은 '늙어가는 것이라 익어가는 중'이라고 한다.

익어가려면 뇌를 돌봐야 한다. 그래야 비로소 우리의 인생이 멋지게 완성된다.

나와 함께 늙어 갑시다.

가장 좋을 때는 아직 오지 않았습니다.

인생의 후반, 그것을 위해 인생의 초반이 존재합니다.

　- 로버트 브라우닝의 시 '랍비 에벤 에즈라' 중에서

Chapter 3

치매 없는 미래를 위한
뇌 사용법

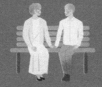

무엇을
어떻게
먹을 것인가

석가모니가 보리수 밑에서 설법을 펼칠 때였다.

석가의 명성을 들은 이웃 나라의 왕이 찾아왔다. 많은 신하를 대동하고 온 왕은 물었다.

"지혜 높은 자여, 어찌하면 세상의 고통에서 벗어날 수 있소?"

왕은 몹시 뚱뚱했고, 연신 가쁜 호흡을 내쉬었다. 석가는 그런 왕을 물끄러미 바라보다 입을 열었다.

"먹는 것을 줄이시오."

왕은 몹시 불쾌한 낯으로 석가를 노려보았더니 말했다.

"그런 말은 나도 하겠소."

석가는 먹는 것에 견주어 과도한 욕망을 이야기한 셈이다. 그 뜻을 왕은 미처 알아차리지 못한 것이다.

음식 섭취는 욕망 표출의 한 갈래다. 그 욕망에 생존이 달려 있다. 먹어야 산다. 뇌 역시 마찬가지다. 영양분이 제대로 공급되어야 뇌가 움직인다.

『톰 소여의 모험』으로 유명한 소설가 마크 트웨인에게 작가로서 성공한 비결을 물었다.

"좋아하는 음식을 잘 먹고 힘을 내서 싸웠죠."

음식 섭취로 뇌를 활성화시켜 걸작을 써낼 수 있었다는 의미이다.

뇌는 신체의 사령부와도 같다. 전체를 지휘하고 통제하는 역할을 담당하므로 다른 장기에 비해 더 많은 에너지원이 필요하다.

뇌의 무게는 몸무게의 2% 정도에 불과하다. 그 2%가 전체 에너지원의 20% 이상을 사용한다. 태아일 때는 절반에 이른다. 잠을 자는 동안에도 계속 에너지원을 필요로 한다.

뇌의 에너지원은 산소와 영양분이다. 이는 혈액을 통해 뇌에 전달된다.

만일 뇌에 흘러드는 혈액에 산소가 부족하다면, 즉각적으로 뇌사 상태에 빠진다. 한편 영양분이 지속적으로 부족하거나 과잉일 경우, 그 영향은 장시간에 걸쳐 나타난다. 뇌의 기능을 점점 무력하게 만들어 치매를 불러온다.

과체중은 치매의 위험 신호이다

예전에는 배가 고파 죽었고, 지금은 배가 불러 죽는단다.

영양 공급 과잉으로 인한 비만은 성인병의 주 요인이 된다. 뇌에 미치는 영향 역시 예외 없다. 따라서 적당량의 음식 섭취는 뇌 건강을 유지하는 기본 요건이다.

과체중은 치매의 위험 신호이다. 뇌 건강과 비만의 상관성에 대한 연구는 이를 증명하고 있다.

과체중인 사람은 정상 체중의 사람에 비해 뇌의 크기가 작다. 뇌 조직의 8%가 위축되어 있다. 뇌의 노화 측도로 따져보면 8세의 차이를 보인다.

허기의 신호는 뇌로부터 온다. 뇌의 지시에 따라 음식을 섭취한다. 그 지시에 과잉 충성하면 비만이 되고, 비만은 뇌를 위기에 빠뜨린다.

석가를 찾아온 왕의 식탐 역시 뇌가 결정한 것이다.

실제로 연구에 의하면, 뇌 자체가 과식하려는 경향이 있다고 한다. 포만감을 느낀 상태에서도 계속 음식을 먹으라는 지시를 내린다는 것이다. 특히 신경 전달물질 중 뉴로펩타이드 와이는 허기에 반응하여 '탐욕스런 뇌'를 만든다.

정상의 쥐에게 뉴로펩타이드 와이를 주입하자 5시간 동안 쉬지 않고 음식을 먹어댔다. 결국 비만 상태가 되었다.

'탐욕스런 뇌'를 만드는 신경 전달 물질의 횡포를 막는 것 역시 뇌에서 이뤄진다. 식욕 억제 호르몬인 랩튼을 잘 유지해야 한다. 따라서 식욕을 부추기고 과식을 억제하는 호로몬 간의 균형이 중요하며, 이를 위해 마음가짐으로 자제력을 발휘해야 한다.

"먹고 죽은 귀신이 때깔도 고운 법이야."

어린 시절 입이 짧은 필자에게 할머니께서 하신 말씀이었다. 귀신이라는 단어가 무서워 꾸역꾸역 밥을 먹곤 했다.

먹어도, 그냥 먹어선 안 된다. 나이 들수록 균형 잡힌 식단이 중요하다. 영양소를 골고루 갖춘 식사를 해야 한다. 그래야 뇌가 활기차게 제 기능을 발휘한다.

최근 1인 가구가 급속히 늘고 있다. 홀로 지내다 보면 아무래도 제대로 차려진 식단을 마주하기 어렵다. 특히 노인층은 부실한 식사를 하는 경우가 많다.

"대충 먹었어. 혼자 먹자고 음식 장만하는 게 번거롭고 귀찮아."

어르신들의 이런 말을 들으면 걱정이 앞선다. 영양의 불균형이 치매를 불러오기 때문이다.

독거 어르신 댁을 방문하면, 두어 가지 반찬으로 그야말로 허기만 면하는 식사를 하는 경우를 종종 목격한다. 주로 짜고 매운 반찬들이고, 대부분 단백질이 부족한 식단이었다.

노년기의 이런 식단은 매우 위험하다.

인류는 진화 과정에서 뇌의 발달이 급속히 이뤄진 계기가 있었다. 식생활의 변화였다. 채집에 수렵 과정이 더해지면서 훌륭한 단백질 공급원을 얻게 되었고, 단백질은 뇌의 발달을 도왔다.

노년기에는 단백질이 중요하다

단백질은 기본적으로 물과 같이 우리 몸속에서 중요한 역할을 한다. 신체조직의 성장과 유지를 위해서 긴요하다. 특히 뇌의 신경세포로 입력된 자극이나 정보를 전달하는 시냅스에 영향을 끼친다.

단백질의 부족은 시냅스의 기능을 떨어뜨려 자극과 정보가 제대로 전달되지 못하게 한다. 기억하지 못하거나, 인지 능력을 상실하거나, 비정상적인 행동을 하게 된다. 프로그램이 엉켜버린 컴퓨터의 오작동처럼 치매가 시작되는 것이다. 그러므로 나이가 들수록 단백질을 섭취해야 한다.

장수하는 이들의 식단을 살펴보면 공통점이 있다. 단백질이 빠지지 않는다. 통계에 의하면, 100세를 넘긴 이들은 단백질이 풍부한 식품을 즐겨 찾는다. 유제품, 달걀, 생선, 두부 등이다. 고기 섭취도 빼놓을 수 없다. 양질의 단백질을 효율적으로 섭취할 수 있기 때문이다.

균형 잡힌 식단이 치매를 막는다

지방이라면 고개부터 저으며 피하려 한다. 그럴 만도 한 것이 지방 자체가 고열량이기 때문이다. 그러나 우리의 뇌는 2/3가 지방으로 이뤄졌다. 특히 신경세포를 감싸고 있는 미엘린은 70%가 지방이다. 따라서 뇌 건강을 위해 지방의 섭취는 필요하다.

지방에도 좋은 지방과 나쁜 지방이 있다. 소위 나쁜 지방으로는 포화지방과 트랜스지방, 좋은 지방으로는 불포화지방이다.

포화지방과 트랜스지방은 신체의 체온을 유지하는 역할을 한다. 그러나 적정치를 넘을 경우 뇌의 기능을 떨어뜨려 치매의 원인이 된다.

반면 불포화지방은 뇌세포를 건강하게 해준다. 호르몬 생성을 도와 뇌를 활기차게 만든다.

어떠한 지방을 섭취하느냐에 따라 치매에 걸릴 수도, 예방할 수도 있다. 따라서 뇌에 좋은 음식을 알아야 한다. 그래야 균형 잡힌 식단을 마련할 수 있다.

포화지방은 낮추고 불포화지방은 높이고

포화지방은 대체로 동물성 식품으로, 가능한 적게 섭취하는 편이 좋다. 혈중 콜레스테롤과 중성지방 수치를 높여 피의 순환을 막기 때문이다. 당연히 뇌혈관에도 좋지 못한 영향을 끼친다. 소와 돼지의 기름 부위, 닭의 껍질, 버터 등에 많이 함유되어 있다.

트랜스지방은 액체 상태의 불포화지방을 고체로 바꾸는 과정에서 생긴다. 섭취한 상당량이 몸 밖으로 배출되지 않은 채 그대로 남는다. 특히 혈관에 쌓여 만성질환의 원인이 된다. 취사용으로 사용하는 기름 대부분에 함유되어 있다. 초코릿, 제빵, 버터와 마가린 등도 이에 해당한다.

오메가3로 대표되는 불포화지방산은 견과류, 아보카도, 등 푸른 생선, 올리브유 등에 포함되어 있다. 모두 치매 예방 식품으로 주목을 받고 있다. 이유는 다음과 같다.

첫째, 인지 능력 향상에 도움이 된다.

둘째, 뇌 세포의 손상을 막아준다.

셋째, 혈액의 중성지방 수치를 떨어뜨린다.

입에 좋은 것이 몸에도 좋다!

필자의 할머니께서 입버릇처럼 하신 말씀이다.

할머니는 현재 105세. 고령임에도 여전히 건강하고, 예전이나 지금이나 고기를 식단에서 빼놓지 않는다. 유별나다고 할 만큼 오리고기를 선호한다.

포화지방산을 지닌 소와 돼지 등과 달리 오리는 불포화지방산이 함유된 육류이다. 알카리성 식품이다. 면역력 증진과 두뇌 성장에 좋다. 노인들에게 부족하기 쉬운 영양소를 고루 갖고 있으며 몸속의 독성을 없애주기도 한다.

국민 선호도 1위 육류는 단연 삼겹살이다. 그러나 오리와 달리 삼겹살은 포화지방산을 많이 함유한 동물성 지방이다.

동물성 지방은 치매와 깊은 연관이 있다. 많이, 자주 먹다 보면 혈관 내벽에 지방이 낀다. 곧 혈관성 질환의 주범이 된다. 혈관 벽에 붙어 있던 지방이 뚝 떨어져 피를 타고 돌아다니다가 뇌로 연결된 모세혈관을 막는 일이 발생된다. 뇌졸중과 같은 혈관성 질환이 발생하며, 나아가 혈관성 치매로 연결된다.

뇌에 좋은 음식 10가지, 뇌를 망치는 음식 10가지.
호두가 인지 능력을 높인다.
녹황색 채소가 기억력 저하를 막는다.
오메가 3를 장기 복용하면 치매에 걸리지 않는다.

이런 식의 정보를 접하게 된다. 정보 자체는 정확하다. 그러나 뇌에 직접적인 영향을 준다고 단정할 수 없다.

사실 뇌에는 영양분을 저장할 공간이 없다. 우리가 먹은 음식을 신체의 장기가 영양분으로 바꾸고, 혈액 속에 담긴 영양분을 필요에 따라 뇌에 공급하는 것이다.

그러므로 뇌에 좋은 음식을 택하려면, 다른 신체 기관에 미치는 영향을 살피는 것이 우선이다. 심장병, 고혈압, 비만, 당뇨 등을 유발하는 음식은 결국 2차적으로 뇌에 영향을 미치기 때문이다.

뇌 미인, 물로 뇌를 젊게 성형하자

우리 몸의 70%가 물이다. 뇌는 이보다 많은, 대략 80%에 달하는 것으로 알려져 있다. 물이 곧 생명인 셈이다. 배고픔보다 갈증은 더 견디지 못하는 이유가 여기에 있다.

탄광 사고에서 오래 버틴 사람들도 곁에 물이 있었기에 가능했다. 물이 없으면 일주일을 넘기지 못한다.

물은 생명의 근원이다. 물은 마시면 30초 이내에 혈액에 스며든다. 1분이면 뇌에, 10분이면 피부에, 20분이면 장기에, 30분이면 인체 모든 곳에 도달해 중요한 역할을 한다.

뇌에 가장 빠른 속도로 도달하는 이유가 무엇일까.

그만큼 뇌의 건강에 물이 밀접하게 연관되어 있다는 것이다. 달리 표현하면, 물만 제대로 마셔도 치매를 예방할 수 있다는 의미이다.

다른 신체와 마찬가지로 뇌의 세포는 물을 통해 활력을 얻는다. 수분 부족은 뇌세포의 활성화를 떨어뜨린다. 더불어 물은 뇌에 불순물, 즉 죽은 세포와 독성을 제거하는 기능을 담당한다. 뇌를 진정시키기도 한다. 따라서 한 잔의 물은 뇌를 활성화시켜 좋은 균형을 유지토록 해준다.

어르신들 대상으로 강의를 할 때, 휴식 시간이 임박하면 꼭 물을 드시라고 한다. 그러나 컵에 물을 가득 채워 벌컥벌컥 몽땅 마시는 어르신을 거의 보지 못했다. 그저 입만 축이고 마는 경우가 대부분이다.

활동량이 줄어들면서 물에 대한 욕구가 그만큼 감소한 것이다. 또한 갈증에 대한 민감성 역시 떨어진 상태이다. 몸은 이미 갈증에 시달리고 있음에도 머리로는 채 느끼지 못하는 것이다. 당연히 물을 덜 마시게 되고, 뇌는 점점 활력을 잃게 된다.

물을 자주 마셔야 한다. 메모라도 해놓고, 자주 물을 마시려고 노력해야 한다.

나이가 들면 탈수 현상에 빠져 있더라도, 뇌의 기능이 떨어져 알아차리지 못한다. 물은 뇌의 활성화를 이끈다. 그러므로 물을 곁에 두고 수시로 마시려는 태도가 곧 치매를 예방한다.

유독 물을 자주, 많이 마시는 이들이 있다. 이들 대부분은 건강 상태가 좋다. 또한 피부에 윤기가 난다.

늙지 않고 싶거든 물을 많이 마셔라. 치매 예방 효과는 자연스럽게 따라온다.

뇌 미인이라는 말이 자주 들린다. 물은 뇌를 젊게 성형하는 효과가 있다.

커피만 잘 마셔도 치매가 예방된다

커피로 치매를 막는다.

사실일까? 정답은, 어떻게 마시느냐에 따라 틀릴 수도, 맞을 수도 있다.

커피는 체지방 분해뿐만 아니라 신진대사를 활발하게 해준다. 산화 물질과 노화의 주범인 활성산소를 제거한다. 따라서 노화 방지, 치매 예방의 효과가 있다.

커피는 치매 예방과 얼마나 관계가 있는가?

북유럽에서 50대 남녀 1,400명을 대상으로 20년 동안 커피와 치매의 관계를 조사했다. 하루에 커피 3~5잔 마시는 사람이 전혀 마시지 않는 사람에 비해 치매 발생률이 60~65% 낮았다. 믿기지 않을 정도의 수치였다.

이러한 효과는 커피에 함유된 카페인에 있다. 카페인이 중추신경계를 활성화시킨다. 뇌를 긴장시켜 집중력과 기억력을 높인다.

그렇다면 커피가 어떻게 치매를 예방하는가?

최근 그 이유를 밝힌 연구가 발표되었다. 인디애나 대학교 연구팀은 커피에서 치매 예방 효능이 있는 효소를 찾아냈다. 이 효소는 뇌의 신경세포 속에 있는 단백질에 영향을 준다. 단백질 중 스트레스로부터 보호해주는 샤프론이 커피에 함유되어 있다.

커피와 치매 예방은 과학적으로 입증된 셈이다. 그러나 약도 과하면 독이 된다. 제대로 알고 마셔야 한다. 본인 건강 상태에 따라 적당히 마시는 게 맞다.

밤낮없이 집필에 매달려야 할 때, 필자는 수시로 커피를 마셨다. 그 결과 두 가지 증상이 나타나 고생을 했다.

첫째, 손떨림이었다. 진한 커피를 마실 때 더 심했다. 심장이 안 좋은 사람에게서 보이는 증상이라고 한다. 이제는 보리차 마시듯 연하게 마시고 있다.

둘째, 불면증이었다. 커피 속 카페인은 뇌를 각성 상태로 만든다. 이런 상태가 반복 지속될 때 수면 상태에 영향을 준다. 지금은 오후 3~4시 이후에는 커피를 삼가고 있다.

과도한 카페인 섭취는 삶의 균형을 깨뜨린다. 뇌에도 과부하가 걸리게 된다. 결국 불면증과 두통을 유발한다.

커피, 제대로 알고 마시는 습관이 필요하다.

하루 5잔 이상 마시는 일은 피해야 한다. 과도한 카페인은 우리 몸의 칼슘 흡수를 방해한다. 골다공증의 위험을 초래한다.

더불어 갱년기 이후에는 우유를 곁들인 커피는 피하는 게 좋다. 믹스 커피는 당의 수치를 치솟게 하고 위장에서 소화하는데 부담을 준다. 첨가물이 들어 있는 커피 역시 가능한 피하는 게 바람직하다.

공복에 커피를 마시는 것도 금물이다. 카페인이 위산 분비를 촉진시켜 위궤양의 위험까지 불러온다.

커피는 분명 치매에 효과가 있다. 그러나 부작용 또한 간과하지 말아야 한다.

술 취해 비틀거리는 뇌

치매에 걸리지 않으려거든 술을 마셔라!

필자가 그렇게 주장하면, 애주가들이 즐거워할 것이다. 더 나아가 조사 결과로 입증된 사실이라면, 환호성을 지르리라.

독일 중앙정신건강연구소에서 3년 동안 75세 이상의 노인 3,202명을 대상으로 술과 치매의 상관성을 조사했다. 술을 마시는 부류와 전혀 마시지 않는 부류를 비교했다. 술을 마시는 쪽이 마시지 않는 쪽에 비해 치매 발생이 40%가 적었다. 술이 치매 예방에 효과가 있다는 결과였다.

그러나 애주가들이 좋아하긴 이르다. 술을 마시는 부류는 폭주가 아닌, 하루 한 잔 정도의 와인이나 맥주에 그치는 수준이었다.

어쨌든 '적당히' 마시는 술은 치매 예방에 도움이 되는 것으로 나타났다. 혈액 순환을 향상시키기 때문이다.

반면 '적당히'의 선을 넘어서면 예방은커녕 오히려 치매를 불러온다. 알코올성 치매가 그렇다.

알코올은 혈관을 통해 우리 몸에 흡수된다. 혈관 속 알코올 수치가 높아지면 뇌세포에 타격을 준다. 흔히 술이 술을 부른다고 한다. 알코올의 영향을 받으면 뇌가 인지 기능을 상실하므로 틀린 말이 아니다. 이러한 과정이 반복되면 중독 상태에 빠지고, 결국 뇌에 심각한 악영향을 미친다.

초기에는 뇌의 기능에만 문제가 생긴다. 뇌의 구조에는 큰 변화가 없다. 그러나 알코올성 치매로 진행되면 뇌가 전반적으로 위축되는 구조적 변화가 뒤따른다. 특히 술의 독성으로 해마가 위기에 처한다. 기억을 관장하고 입력 저장 출력하는 기능은 현저히 떨어진다. 해마의 위축이 나타났다면, 이미 알코올성 치매가 상당히 진행된 상태인 것이다.

알코올성 치매는 전체 치매의 10%에 달한다. 요즘 젊은 층에서 치매환자가 증가하고 있는 이유 중 하나가 바로 알코올성 치매이다.

알코올성 치매도 치매의 일반적인 형태를 보인다. 기억력과 인지 능력을 상실하고, 중증이 되면 신체 조절 기능이 떨어진다.

다른 치매와 달리 알코올성 치매의 특징은 폭력성이다. 성격이 난폭하게 변해 상대를 공격한다. 전두엽이 손상을 받은 탓에 감정을 조절하지 못한다.

얼마 전 70대 알코올성 치매 노인이 부인을 흉기로 살해했다. 정신을 차린 후 본인 스스로도 목숨을 끊는 사고가 있었다.

음식은 입으로 먹는 듯하지만 실제는 뇌가 먹는 것

술도 음식이다. 과음도 과식처럼 비만에 이르게 한다.

성인이 하루 소모하는 평균 칼로리는 대략 2,500kcal이다. 생맥주 500ml는 240kcal, 소주 한 병은 400kcal에 달한다. 여기에 안주 섭취를 통한 칼로리까지 더해지면 평균치를 훨씬 넘어서게 된다. 술살이니, 술배니 하는 말이 괜히 나온 게 아니다.

술을 마시면 뇌는 정상을 벗어나게 된다. 즉 식욕을 억제하는 호르몬인 랩틴이 정상치의 30% 정도 감소된다. 랩틴의 감소는 곧바로 폭식으로 이어진다.

세계 10대 슈퍼푸드에 속하는 적포도주는 대표적인 항산화 식품이다. 적포도주의 항산화 성분은 지방세포 형성을 방해하는 특정 유전자를 활성화시킨다. 그럼에도 '적당한' 음주라는 점에선 예외가 없다. 와인의 하루 권장량은 약 150ml.

음식은 입으로 먹는 듯하지만 실제는 뇌가 먹는 것이다.
음식으로 뇌가 활성화되어야 신체가 살 수 있기 때문이다.

몸을
움직여야
뇌가 춤춘다

멍게는 뇌가 없다.

동물과 식물의 차이를 뇌의 유무로 구분한다면, 멍게는 동물이면서 식물에 가깝다.

처음부터 뇌가 없었던 건 아니다. 올챙이와 비슷한 모양새의 어린 멍게에게는 뇌가 있다. 뇌의 지시를 받으며 수중을 떠다닌다. 어느 정도 성장을 이루면 바닥에 달라붙는다. 식물처럼 움직이지 않는 상태에서 자신의 뇌를 먹어치운다. 더이상 뇌가 필요 없기 때문이다.

인간은 멍게와 달리 줄기차게 뇌를 발달시켜 왔다. 생존의 수단으로 이동을 택했다. 초기 인류의 1일 이동 거리는 대략 20km였다고 한다. 이동하면서 마주하는 환경 속에서 생존하기 위해 끊임없이 뇌를 사용했다. 그 이동의 역사가 고스란히 뇌에 남아 있어, 뇌와 운동의 연관성으로 나타난다. 신체를 움직이면 뇌가 활성화되고, 정지하면 뇌가 무력해지는 것으로.

몸을 움직이지 않겠다는 것은 멍게처럼 뇌를 필요 없게 만드는 것이다.

그러므로 몸을 움직이는 것은 뇌를 움직이는 것이다.

뇌는 흡혈귀처럼 피를 먹고 산다.

정확히 말해, 혈액이 가져다주는 산소와 영양분으로 제 역할을 발휘한다. 그러기 위해선 두 가지 조건이 필요하다.

첫째, 혈액이 좋아야 한다. 불순물이 없는 혈액이라야 산소와 영양분을 충실하게 품을 수 있다.

둘째. 혈액이 움직일 통로가 좋아야 한다. 즉 혈관이다. 혈액이 이동하는 통로가 좁거나 엉성하다면 아무리 좋은 혈액일지라도 뇌에 제대로 전달되지 않는다.

이러한 조건을 갖춰야 뇌는 마음껏 기능을 발휘한다. 기억을 쉽사리 저장하고, 그 기억을 활발하게 재생산하고, 생각이나 행동을 결정한다. 또한 뇌세포의 성장 인자가 분비되어 건강한 상태를 유지한다. 새로운 뇌세포를 만들어낼 힘을 얻는다.

이 두 가지 조건을 어떻게 충족시킬 것인가. 가장 확실한 방법이 운동이다. 운동을 해야 뇌가 활성화된다. 뇌의 활성화가 기능 저하를 막고, 치매를 예방한다.

운동의 효과는 뇌세포 주위에서도 일어난다. 도파민, 세로토닌, 노르에피네프린 등 화학물질들이 다량으로 분비되면서 뇌에 활기를 불어넣는다. 뇌의 기능에 실질적인 도움을 준다.

운동을 하고 나면 마음이 상쾌해진다. 나아가 몸도 젊어진 느낌이 든다. 여기서 주목할 점이 있다. 그저 느낌이 아니라는 점이다. 실제로 몸, 특히 뇌가 젊어진다.

운동을 하면 뇌에 기적의 단백질이 생성된다

우리의 뇌에는 기적의 단백질이라는 물질이 있다.

BDNF(Brain-Derived neurotrophic Factor).

이는 신경세포 영양인자로, 뇌 신경세포의 성장을 촉진하는 단백질이다. 새로운 신경세포의 성장과 분화를 돕는다. 또한 뇌세포와 뇌세포가 신호를 주고받는 연결망을 만들어낸다. BDNF는 신경세포라는 나무가 무성하게 자라도록 돕는 거름과도 같은 존재이다. 간단히 말해 뇌를 젊게 만들어 준다는 것이다.

운동을 하면 BDNF 분비가 증가된다. BDNF 양이 많아지면 놀라운 결과를 불러온다. 기억력이 회복되고 떨어진 인지 능력도 향상된다.

반대로 운동을 하지 않으면 BDNF 분비가 제대로 이뤄지지 않는다. 뇌세포의 생성과 성장의 기회를 빼앗는 셈으로 뇌의 노화가 빨라진다.

운동은 체력과 내분비계 활동을 촉진시켜 건강한 신체를 유지하게 한다. 더 중요한 건 왕성한 BDNF 분비로 뇌를 건강하게 만들어준다.

건강을 지키고 싶으면, 운동을 하라.

BDNF의 존재를 알았으니 이제 달리 말해야 한다.

젊어지고 싶으면, 운동을 하라.

그리고 우리 뇌에는 BDNF라는, 나이를 뛰어넘는 기적이 준비되어 있다.

걸었을 뿐인데 새로운 세계가 열렸다

그는 막 60세가 되었다.

생일을 맞이하기 며칠 전, 30년간 정치부와 경제부 기자로 재직했던 신문사를 나왔다. 퇴직 의사는 없었지만 신문사는 더 이상 그를 필요로 하지 않았다. 집에서 며칠을 보냈다. 아무것도 하지 않았고, 무엇도 하고 싶지 않았다.

아내는 몇 달 전 생을 마감했다. 아이 둘은 장성해 진작 그의 곁을 떠났다. 기자로 재직할 때 숱하게 울리던 휴대전화는 전혀 울리지 않았다. 그는 혼자였다. 세상이 자신에게서 완벽하게 등을 돌렸다는 울적한 생각에 사로잡혔다. 살아가야 할 이유도, 의욕도 생기지 않았다.

스스로 목숨을 끊기로 결정했다. 막 실행을 앞두고 있을 때, 뜻밖의 전화가 걸려왔다. 조카였다. 그의 집에서 며칠을 보내고 싶으니 재워달라는 부탁이었다. 나 죽을 거니까, 안돼!라고 차마 입밖으로 꺼내지 못해 동의하고 말았다.

세상과 하직하기로 한 계획은 조카를 보낸 후로 미뤄졌다. 그는 조카를 맞기 위해 주위를 둘러보았다. 쓰레기 더미와도 같은 꼴인 집 안팎을 청소했다.

조카가 며칠 묵고 떠났다. 자살 계획을 시도할 때였다. 그러나 집 주위가 말끔히 정리된 모습이 들어왔고, 쓰레기와 함께 자살 충동도 사라졌다.

자, 이제 어째야 할까.

그는 일단 집을 나섰다. 그리고 무작정 걷기 시작했다. 조금씩 더 멀리, 더 멀리. 결국 터키 이스탄불에서 중국 시안까지, 실크로드를 4년에 걸쳐 1만 2,000km를 걸었다. 그 기록을 책으로 펴냈다. 『나는 걷는다』라는 책이다. 세계적인 베스트셀러 작가, 베르나르 올리비에의 이야기이다.

그는 문턱을 넘어 집밖으로 나오면서 죽음의 유혹을 떨쳐냈다. 생의 의미를 되찾았다. 그 스스로 기적이 자신을 찾아왔다고 고백했다.

그는 기적을 꿈꾸지 않았다. 처음부터 대단한 것을 하리라 계획하지도 않았다. 그가 한 것이라곤 걸었을 뿐이다. 그저 몸을 움직였더니, 마침내 새로운 세계가 열렸다.

미국의 교육 시스템은 지극히 자본주의의 틀 안에서 움직인다. 부자의 아이는 사립학교, 일반인은 공립학교로 진학한다. 사립학교는 리더 양성을, 공립학교는 평범한 사회인을 목표로 한다. 실제로 명문 아이비리그 대학 진학률에서 사립학교가 공립학교에 비해 비교할 수 없을 만큼 높다.

이러한 차이는 왜 생기는 것인가.

특이하게도 사립학교는 체육을 중시한다. 하루 2시간 이상 땀흘려 운동을 하도록 교과 프로그램을 짠다. 운동은 시간 낭비가 아니라 뇌를 활성화시킨다는 점을 알기 때문이다. 뇌의 활성화를 통해 학습 효과를 극대화시키려는 의도이다.

운동을 하면 사고력과 기억력이 좋아진다는 연구 조사는 헤아릴 수 없이 많다.

실제로 호주의 초등학교에서는 1시간 이상 책상에 앉아 있지 못하도록 정하고 있다. 1시간 내내 책상에서 학습하는 것보다 40분 운동하고 20분 책상에 앉는 것이 더 효과적이기 때문이다.

운동을 하면 인지 능력이 약간 늘어나는 게 아니다. 획기적으로 좋아진다. 인지 능력의 상실이 치매이고, 인지 능력의 향상이 치매예방이다. 그 중요한 역할을 운동이 한다.

노년일지라도 운동은 뇌의 조직을 확대시킨다

"미국의 조사에 의하면, 지금 운동에 1달러를 투자하면 훗날 의료비 3달러를 절약한답니다. 운동은 돈이 들어도 꼭 해야 합니다."

치매 예방 강의 중, 필자는 운동의 중요성을 침이 마르도록 강조한다. 그리고 당장 실천하기를 권한다. 어르신들은 고개를 끄덕이면서도 선뜻 내키지 않는 표정이다.

"중한지는 알겠소만, 몸이 따라주질 않는구먼요."

"평생토록 운동과는 담을 쌓아왔는데, 뒤늦게 해봤자 무슨 도움이 되겠어요."

너무 늦었다는 것이다. 이 나이에 운동을 해봐야 무슨 효과가 있느냐는 식이다.

그러나 고령일지라도 운동을 하면 뇌의 변화가 일어난다.

평생 운동하지 않았더라도 운동 효과는 놀라웠다.

한 연구소에서 70세 이상의 노인들을 대상으로 1주일에 3차례 1시간의 유산소운동을 시켰다. 6개월이 지난 뇌를 단층 촬영했다. 신경세포가 모인 회백질이 회복되었다. 신경 전달을 주관하는 백질 역시 향상되었다.

노년일지라도 운동은 뇌의 조직을 확대시킨다. 기억력, 인지능력, 주의력 등이 좋아진다. 그러므로 운동을 하기에 너무 늦은 나이는 없다. 오히려 나이들수록, 뇌의 노화를 막기 위해 운동을 해야 한다.

과격한 운동일 필요는 없다. 걷는 것만으로도 충분히 운동효과를 볼 수 있다.

일본에 예술가들이 많이 모여 사는 지역이 있다. 그곳에는 의구심이 들 정도로 치매환자가 없다. 그 이유가 명확하지 않았다. 다만 그들은 유난히 산책을 자주했다.

고인이 된 애플의 스티브 잡스, 페이스북의 마이크 저커버그도 산책을 즐겼다. 주요 인사의 면접을 산책을 하면서 결정했다. 중요한 안건 회의도 산책을 하며 진행했다.

필자의 할머니는 규칙적으로 산책을 하셨다. 오후 4시쯤 집을 나서 1시간쯤 전답을 둘러보시곤 했다. 하루도 거르는 법이 없었다. 궂은 날에 산책을 나서는 모습이 어린 필자의 눈에는 이상하게 보였다. 치매 예방 공부를 하면서 알았다. 할머니의 건강과 장수 비결이 바로 산책이었다. 96세까지 병원 문 앞에도 가보지 않고 건강하게 사신 이유였다.

몸을 움직이면 뇌의 활성화가 이루어진다

세 가지 사례에서의 공통점은, 산책의 효과는 단지 몸을 움직이는 체력에 머물지 않는다는 것이다. 뇌의 활성화가 이뤄진다. 정지 상태보다 가볍게 몸을 움직일 때 사고 능력은 활발해진다. 산책은 바로 그러한 효과를 불러온다.

특히 자연을 벗 삼아 산책을 하면 오감을 통해 뇌에 자극이 전달된다. 세로토닌이라는 뇌 신경 전달 물질이 많이 나오게 돼 행복 호르몬이 증가된다. 햇볕을 쬐다 보면 체내에서 비타민D가 생성이 된다. 비타민D는 칼슘의 흡수를 돕고 뼈를 튼튼하게 한다.

필자가 남양주 매그너스 요양병원 한원주 내과 과장님을 만났을 때 그녀는 94세였다. 검은색 펜슬로 눈썹도 그리고 립스틱도 예쁘게 바르고 생동감 있는 모습으로 환자들을 만난다.

예쁘게 보이려는 욕구가 바로 건강의 비결이라고 한다.

사실 화장을 하는 사람은 화장을 하지 않는 사람에 비해 치매가 올 확률이 더 적다는 연구 결과도 나와 있다. 여자는 죽을 때까지 가꿔야 한다는 것이 그녀의 주장이다.

그 나이에도 컴퓨터를 잘 다루고 다른 의사들 못지않게 활기차게 진료했다. 건강보험심사평가원에서 94세 의사가 제대로 근무를 하고 있는지 확인하러 나왔다가 아무 소리 못하고 갔다고 한다.

9시에 출근해 단 한 번도 회진을 빼먹은 일이 없으며, 20여 명의 환자를 관리하고 있는 병원의 최고령 의사였다.

그녀의 건강비결은 눕지 않고 끊임없이 움직이는 것이라고 한다. 저녁을 먹고 나면 환자들과 건물 주변을 10바퀴 걷는다. 또한 시간이 날 때마다 수시로 걷는다. 퇴근 후 딸이 차로 모시러 온다는 것도 마다하고 병원 셔틀버스를 이용한다. 어떻게 해서든 더 걸으려고 노력을 한다.

환자들에게도 움직일 수 있는 한 무조건 움직이라고 말한다. 움직이지 않고 무조건 누워 있는 사람은 빨리 죽는다고 한다.

할 일 없이 멍하니 있으면 암보다 무서운 치매가 빨리온다며, 자신의 최고 건강 비결은 자기 할 일 하면서 많이 움직이는 것이라고 말했다.

필자도 책을 쓰면서 시간 날 때마다 움직인다.

다른 지역으로 강의 가면서 지하철을 타거나 대중교통을 이용하게 되면 가만히 있지 않고 계속 움직인다. 우리 뇌를 건강하게 유지할 수 있는 비결이 바로 걷기 운동이기 때문이다.

운동할 시간이 없어서 운동을 못한다는 사람들에게 권하고 싶다. 내가 있는 공간에서 시간 날 때마다 걸어라. 제자리에 서서 걷든 복도를 걸어다니든 무조건 걸어라. 치매 예방은 걷기로부터 시작된다.

두 다리가 걷지만 사실은 뇌가 걷는 것이다

산책은 전두엽에 자극을 준다. 자연스럽게 뇌를 활성화시켜주는 셈이다.

두 다리가 걷는 산책이지만, 사실은 뇌가 걷는 것이다.

뇌에서 어떠한 정보를 전달 처리해줘야 입으로 말을 할 수 있다. 걷는다는 것도 뇌를 움직이게 하는 것이다. 균형을 잡는다든지 걸어갈 공간을 기준으로 바라보는 것 또한 뇌가 하는 일이기 때문이다. 그만큼 뇌를 쓰는 과정이고, 뇌는 쓰면 쓸수록 좋아지는 것이다.

치매 예방과 개선을 위해 하루 30분 가량의 산책이 필요하다. 기본적으로 자신의 체력에 맞춰야 한다. 다만 30분 중 10분은 이마에 땀이 날 정도로 걸으면 더욱 효과를 볼 수 있다.

운동과 담을 쌓고 살았다는 것은, 지금까지 뇌를 망치고 살았다는 의미다.

하지만 늦지 않았다. 100세일지라도 기회는 있다. 뇌를 다시 건강하게, 젊어지게 할 수 있다.

실크로드를 걸었던 베르나르 올리비에처럼, 당장 문을 열고 나가 걸으면 된다.

몸이 움직이면 뇌도 덩달아 움직인다.

아니, 몸의 움직임에 맞춰 뇌는 기뻐 춤을 춘다. 그런 뇌에게는 치매가 파고들 틈이 없다.

걷기와 더불어 주목해야 할 것이 있다.

손이다. 바로 손을 움직이는 것이다. 손은 제2의 뇌라고 하듯이, 손의 움직임과 뇌의 활성화는 밀접하게 연결되어 있기 때문이다.

손은 제2의 뇌, 외부로 드러난 뇌다

와일드 펜필드는 외과 의사이자 뇌과학자이다. 그는 간질 환자의 뇌를 열어 수술하던 중 놀라운 사실을 알아냈다. 대뇌피질의 상당 부분이 손과 연결되었다는 것이다. 다른 장기에 비해 주목할 만큼 컸다.

대뇌피질은 두 가지 기능을 담당한다. 수많은 신경세포를 통해 감각을 인지하는 감각 피질 영역과, 몸의 움직임에 관계된 운동 피질 영역이다. 감각과 운동의 기능이 손의 기능에 의해 크게 영향을 받는다는 뜻이다.

인류의 문명은 뇌가 이룩해낸 결과물이다. 하지만 그 상당 부분은 손을 통해 가능했다.

한 인류학자는 '인간의 역사는 손의 길이를 늘이는 것이다'라고 말했다. 손의 길이를 늘이기 위해 인간은 칼과 창을 발명했다. 더 긴 거리가 필요해 활을, 이어 총과 대포를, 지금은 미사일과 인공위성에까지 이르렀다.

뇌는 손을 도구로 사용하고, 손을 움직이거나 손에 닿은 감각을 통해 뇌의 상당 부분이 활성화가 된다. 따라서 손과 뇌는 서로 맞물리며 진화해 온 것이다.

　과연 손을 제2의 뇌, 외부로 드러난 뇌라고 부를 만하다. 손 사용이 곧 뇌 사용이기 때문이다. 실제의 연구 결과에서도 드러난다. 손을 빈번하게 사용한 아이와 그렇지 않은 아이, 둘의 인지 능력에는 큰 차이가 발생한다.

　뜨개질, 만들기, 나무조각 쌓기, 필사하기, 색칠하기…….

　방법은 다양하다. 특히 색칠하기는 다른 것에 비해 효과가 뛰어난 것으로 알려져 있다. 뇌 촬영에 의하면, 색칠하기를 하는 동안 뇌가 가장 많이 활성화되었다. 이를 바탕으로 최근 일본에서는 노인들을 위한 색칠하기 활동이 널리 확산되고 있다.

　손을 부지런히 움직이는 만큼 뇌는 즐거워한다.

배워서
남을 줘야
뇌가 웃는다

인간은 이기적인가, 이타적인가.

리처드 도킨스는 『이기적 유전자』로, 매트 리들리는 『이타적 유전자』로 책을 썼다. 물론 이 두 책은 대척점에 있진 않다. 오히려 인간의 본성에 대한 이해를 상호보완하고 있다.

인간은 이기적이기도, 이타적이기도 하다. 필자가 앞서 제시한, 뇌가 지향하는 '생존'과 '행복'의 관점도 비슷하다. '생존'과 '행복'을 위해 우리의 뇌는 이기적이기도 하고 이타적이기도 하다. 이를 편의상 '생존의 뇌'와 '행복의 뇌'로 나눠 보겠다.

진화론적 시각에서 우리는 살아남기 위해 '생존의 뇌'를 발달시켜 왔다. 새로운 정보를 받아들이고 그 정보를 통해 생존에 유리한 쪽을 선택했다.

예컨대 어느 쪽에 위험 요소가 많은지, 어느 편이 나에게 적대적이지 않은지를 알아야 했다. 그러기 위해선 '생존의 뇌'는 정보를 필요로 했다.

'생존의 뇌'가 정보를 원한다면, '행복의 뇌'는 정서적 만족을 필요로 한다. 이타적 행위를 통해 평안과 기쁨을 맛보길 바란다.

편의상 나눴지만, 뇌의 두 측면은 끝내 하나로 통합이 된다. 정보를 받아들여, 그 정보를 나와 공동체를 위해 사용한다. 그래야 뇌가 추구하는 생존과 행복이 완성되기 때문이다.

결국 배워서 남을 주는 것이다.

누군가를 도울 때 행복의 뇌가 작동한다

아마존 밀림에는 이름만 들어도 무시무시한 흡혈박쥐가 있다.

공동체를 이루며 사는 흡혈박쥐는 사흘에 한 번꼴로 동굴 밖을 나간다. 포유류의 피로 배를 채우기 위해서다. 피 사냥에 성공한 박쥐들이 어둠이 걷히기 전에 동굴로 돌아온다. 벽에 매달려 다음 사냥까지 휴식을 취한다.

그러나 사냥에 실패한 박쥐가 있기 마련. 이 경우 다음 사냥을 기다리지 못하고 죽고 만다. 이때 주위의 박쥐들은 사냥으로 얻은 피를 토해내 실패한 동료에게 먹인다. 엄청난 이타주의 모습이다.

초원의 땅다람쥐는 적이 나타나면 소리를 질러 동료들에게 위험을 알린다.

라오스의 깊은 산속에 사는 몽족은 공동체에 고아가 생기면 성장할 때까지 전체가 공동으로 육아를 책임진다.

'우리는 다른 사람에게 손을 내밀도록 사전에 프로그램 되어 있다. 공감은 우리가 거의 조절할 수 없는 자동적인 반응이다.'

네덜란드의 동물생물학자인 프란스 드 발의 말이다. 타인에 대한 공감은 인간의 뇌속에 내재한 본능이라고 한다.

그렇다. 우리는 누군가를 돕고 싶어한다. 자신의 이익과 무관함에도 도움의 손길을 내밀길 원한다. 그런 과정을 통해 '행복의 뇌'가 안심하고 기뻐한다. 만일 도움이 필요한 이를 외면했을 때, '행복의 뇌'는 불안에 사로잡히고, 스트레스를 받는다.

새로운 정보를 받아들일 때 생존의 뇌가 활성화된다

한편 '생존의 뇌'를 활성화하기 위해 빼놓을 수 없는 것이 정보이다. 정보를 받아들이고 재생산하도록 뇌는 프로그래밍이 되어 있다. 쓰면 쓸수록 좋아지는 뇌. 그러기 위해선 사용할 만한 재료를 줄기차게 제공해야 한다.

뇌과학자들의 연구에 의하면, 새로운 상황과 직면했을 때 뇌는 적극적으로 활동을 한다. 새로운 상황을 이해하고, 대처할 방도까지 궁리해야 되기 때문이다. 따라서 뇌를 젊게 하기 위해서는 의도적으로 새로운 상황과 마주할 필요가 있다.

배워야 산다는 말이 맞다. 더 정확히 말하면, 배워야 뇌가 활성화된다. 이를 위해 인간은 호기심이라는 뇌의 프로그램을 이용해왔다. 곧 뇌 스스로 젊고 활기차게 만드는 방법을 알고 있는 셈이다. 그 방법이 호기심을 발동시키는 것이다.

호기심은 '잠자는 뇌'가 아닌 '깨어 있는 뇌'를 만든다.

치매 예방 교육 중 새로운 프로그램을 시도할 때, 간혹 볼멘소리가 들린다.

"이 나이에 배워서 뭐에 써먹겠어?"

"그냥 생긴 대로 살다 가련다."

"머리가 돌처럼 굳었는데, 배운다고 되겠어?"

물론 이해하지 못할 반응은 아니다. 오랫동안 배우고 익히는 과정에서 멀어진 상태인지라 지레 겁부터 낼 만하다. 기회가 없었기에 아예 의욕마저 빗장을 걸어 잠근 셈이다. 그러나 막상 참여하다 보면 처음의 머뭇대던 태도가 이내 바뀐다.

정보를 받아들이고 싶은 뇌가 기지개를 켜고 깨어난다. 오랫동안 잠겼던 문의 빗장이 벗겨진 것이다.

나이와 상관없이 열심히 프로그램을 따라온다. 호기심을 채워가는 과정 자체를 즐긴다. 어두웠던 얼굴이 환하게 바뀐다. 말려야 할 정도로 프로그램에 집중한다. 호기심으로 몰입의 경지를 맛본 것이다.

몰입은 뇌를 웃게 만든다

긍정심리학자 미하이 첵센트미하이는 행복의 핵심 요소로 몰입을 꼽았다.

몰입이란 지금 하고 있는 일에 푹 빠져드는 상태를 일컫는다. 그렇다면 몰입은 언제 일어나는가. 익숙함이 아니라 새로움에서 몰입의 문이 열린다. 예컨대 당구를 처음 배울 때, 잠자리에 누워서도 천장이 당구대처럼 보인다고 한다. 새로운 것에 자연스레 빠져든 것이다.

몰입은 뇌를 웃게 만든다. 위축된 뇌가 기지개를 펴고 활발하게 움직이기 시작한다. 곧 행복한 뇌가 된다.

몰입하기 위해서는 뇌에 프로그래밍 된 호기심을 작동시켜야 한다. 호기심은 청춘의 뇌, '깨어 있는 뇌'로 만드는 비결이다.

뇌가 원하는 호기심을 채우려고 노력했을 뿐이다

필자는 우울증의 문턱까지 간 적이 있었다.

부모님이 돌아가신 후 심리적 허망감, 박탈감에서 비롯되었다. 내가 할 수 있는 일이 아무것도 없는 듯 느껴졌다. 무엇인가를 해서 돌파구를 마련하고 싶었지만, 쉽지 않았다. 막상 살림만하고 살아왔으니 세상 물정에 너무 어두워 두려움이 앞섰다.

곁에서 지켜보기 안타까웠을까, 큰아들이 커피 바리스타 과정을 소개해줬다. 커피를 즐겨 마시지도 않았고, 배워야겠다는 마음조차 먹어본 적이 없던 때였다. 그럼에도 무엇이든 시도해보고 싶었다.

당시 순천에 바리스타 과정이 없어 광주까지 오가야 했다. 낯선 분야였지만 배운다는 자체가 삶의 활력을 주었다. 뇌가 원하는 호기심의 문이 열린 거였다.

지적 호기심은 징검다리를 건너듯 다음 디딤돌로 이어졌다. 스피치 강좌, 전통차, 향토문화와 역사, 문화유산해설사 과정 등을 마쳤다.

결국 늦은 나이에 대학에 입학하였고, 막내아들보다 어린 학생들 속에 섞여서 공부를 했다. 따라가기 만만치 않았다. 그때마다 마음속 경구를 외쳤다.

'늦게 피는 꽃은 있어도 피지 않는 꽃은 없다.'

대학을 마치고 대학원에 진학했다. 학교 울타리에만 머물지 않았다. 혹 듣고 싶은 강의가 있으면 전국 각지를 마다하지 않고 다녔다.

"그 많은 걸 배워서 어디에 쓸 거냐?"

물음이라기보다는 걱정 반 핀잔 반 섞인 말도 많이 들었다. 하지만 멈추지 않았다. 뇌는 이미 호기심을 채우는 맛을 알아버렸다. 배우는 게 마냥 행복했다. 심리적 허탈감은 어느새 사라졌고, 일상이 기쁘고 즐거웠다.

삶의 활력을 선사한 지적 호기심은 뜻밖의 인생 항로까지 열어주었다.

막내아들의 여자 친구이자 지금의 며느리가 말했다.

"강의를 하면 아주 잘하시겠어요."

내가 어떻게 강의를 하겠어,라고 가볍게 흘리고 말았다. 그러나 그 말은 설렘으로 계속 가슴을 울렸고, 결국 며느리의 말대로 강사가 되었다.

필자를 지도해 준 교수님들이 무슨 열정으로, 어떻게 그렇게 오래 치매 예방 교육을 할 수 있냐고 물어온다.

열정이라기보다 뇌가 원하는 호기심을 충실히 채우려 노력했다. 또한 준비된 자만이 기회를 잡을 수 있다는 말을 믿었다. 복지관 강의 3년 동안 주마다 새로운 강의안을 만들면서 차근차근 준비했다. 지금은 제법 유명세를 타는 치매 예방 강사가 되었다.

만일 나이를 핑계로 주저앉았다면, 지금의 나는 어찌 되었을까. 생각만 해도 아찔하다. 허망감과 박탈감 속에서 스스로 뇌를 병들게 했으리라.

호기심으로 '깨어 있는 뇌'를 만들자

호기심을 반드시 지적인 분야로 한정시킬 필요는 없다. 새로운 육체적 활동을 시작하는 것 역시 청춘의 뇌로 만드는 훌륭한 방법이다.

쉽게 접할 수 있는 요가나 스포츠댄스도 좋다. 특히 스포츠댄스는 손발을 많이 움직이게 되고 순서를 외워야 하기에 효과가 뛰어나다. 손발을 움직이는 건 뇌를 움직이는 것과 같기 때문이다.

악기를 배우는 등 예술적 활동 기회를 갖는 것도 바람직하다.

필자도 한때 도자기를 배워 보았다. 과정 하나하나 익히는 기쁨과 함께 작품이 완성되는 순간, 그 놀라운 설렘은 이루 말할 수 없었다.

호기심에는 연령 제한이 없다. 나이 들었다고 주저앉을 일이
아니다.

호기심은 젊은이들의 전유물이 아니다. 오히려 나이가 들수
록 호기심은 필요하다. 호기심의 실천이야말로 청춘의 뇌가 되
는 길을 열어주기 때문이다.

호기심으로 '깨어 있는 뇌'를 만들자.

'깨어 있는 뇌'에 축적된 정보와 지식을 타인과 나누자.

이 과정 속에 치매가 끼어들 틈이란 없다.

뇌도
푹 쉬고
싶어진다

누구도 스트레스에서 완벽하게 자유로울 수는 없다.

어떤 식으로든 스트레스를 껴안고 산다. 학업, 건강, 성공, 대인관계……. 돌아보면 곳곳이 스트레스의 지뢰밭이다. 스트레스의 파도 속에서 살아가는 우리들이다.

스트레스 없는 세상은 없다.

'나는 자연인이다'라는 TV프로그램 속의 자연인도 별 수 없다. 스트레스 청정지역에서 여유만만, 희희낙락 사는 듯 보일 뿐이다. 멧돼지가 애써 가꿔놓은 농작물을 망쳐놓는 건 아닌지, 첩첩산중에서 부상이라도 당하면 어쩔 것인지, 매 끼니는 어떻게 해결할지……. 스트레스를 유발시키는 이유가 다를 뿐이다.

언제 어디서든, 적든 많은 스트레스와 공존한다. 우리의 뇌가 그렇게 프로그래밍되어 있기 때문이다.

"스트레스, 그걸 왜 받아? 나한테는 스트레스 자체가 없어."

간혹 이렇게 말하는 이들이 있다. 거짓말이거나 무지의 소치다. 뇌를 제대로 알면 절대로 할 수 없는 발언이다.

스트레스는 있다, 없다의 차원이 아니다. 스트레스에 반응하는 뇌를 어떻게 관리하느냐가 핵심이다.

숲을 걷다가 곰과 마주쳤다.

뇌의 축적된 기억으로 곰은 위험한 동물이라는 것을 직감한다.

갑자기 맥박이 빨라진다. 혈압이 올라가 얼굴이 붉어진다. 온몸에 힘이 빠지는 느낌을 받는다. 뇌가 빠르게 긴장 속에 휩싸인다. 곧 맞닥뜨린 상황이 뇌의 시상하부에 전달된다.

뇌 가운데 자리한 콩알 크기의 시상하부에서 아드레날린이라는 호르몬을 만든다. 시상하부는 신장 위 부신에 위험 신호를 보낸다. 이때 부신은 더 많은 양의 아드레날린을 분비하고, 혈액을 통해 온몸으로 전달한다. 이러한 과정을 통해 뇌는 어떻게 위험에 대처할지 결정한다.

만일 이러한 스트레스 반응 체계가 작동하지 않는다면 무슨 일이 벌어질까?

위험에 대처할 능력을 상실한다. 물어뜯기든 용케 살아남든, 오로지 곰에게 맡길 수밖에 없다. 판단과 지시를 결정할 호르몬이 분비되지 않기 때문이다. 그러므로 스트레스는 생존을 결정할 중요한 요소인 셈이다.

스트레스에 대한 편견과 고정관념을 바꿔야 한다

노년층을 대상으로 스트레스에 대한 생각을 조사했다.

스트레스를 절대로 피해야 한다고 생각하는 그룹, 적당한 스트레스는 괜찮다고 여기는 그룹. 조사 결과 후자의 그룹이 훨씬 좋은 건강 상태를 유지했다. 수명도 길었다.

'적당한 스트레스가 없으면 인류는 멸망한다. 어떤 사람에게 스트레스를 완전히 제거하면, 그 사람은 무능해진다.'

1958년 스트레스 연구로 노벨의학상을 받은 한스 셀리의 말이다.

버밍험 대학의 셸튼 박사는 적당한 스트레스는 신체 면역력을 강화하는 효과가 분명하다고 주장했다.

미국의 카우퍼 교수도 건강 관리를 위해 적절한 스트레스를 유지하는 것이 중요하다고 했다.

이밖에도 스트레스가 신체의 면역력을 높이고 건강에 많은 도움이 된다는 연구들이 속속 나오고 있다. 만성 스트레스는 우리에게 병을 주지만 적당한 스트레스는 건강에 좋다는 것이다.

이제 스트레스에 대한 다음과 같은 편견과 고정관념을 바꿔야 한다.

첫째, 스트레스는 무조건 나쁘다.

그렇지 않다. 위에서 살펴본 바와 같이 인간은 스트레스를 생존의 방어기제로 사용해 왔다. 스트레스를 어떻게 받아들이느냐에 따라 삶의 질이 달라진다.

둘째, 스트레스는 통제할 수 없다.

지속적인 스트레스로 뇌 기능을 상실하지 않는 이상, 얼마든지 통제가 가능하다.

스트레스는 하나의 틀로 단정할 수 없다. 개인에 따라, 받아들이는 자세에 의해 좋은 스트레스와 나쁜 스트레스로 나눌 수 있다. 예컨대 스카이다이빙을 즐기는 사람이 있는가 하면, 높은 곳에만 오르면 끔찍한 공포에 휩싸이는 사람도 있다.

좋은 스트레스는 뇌에 적당한 긴장감을 준다. 삶의 활력소가 된다. 집중력을 높인다. 또한 면역력을 증가시켜 질환으로부터 보호한다.

나쁜 스트레스는 두 가지 요건에서 발생한다. 자극의 강도가 지나치게 강할 때, 반복적으로 오랫동안 지속될 때. 이러한 상황에서 우리의 뇌는 공황상태에 빠진다. 너무 무거운 짐을 짊어진 탓에 뇌의 기능에 손상을 입는다.

감당하기 어려운 스트레스는 뇌를 포기 상태에 이르게 한다.

긍정심리학의 개척자 마틴 셀리그먼은 이를 일컬어 '학습된 무기력'이라고 명명했다.

셀리그먼은 개를 울타리에 가둬놓고 실험을 했다. 목줄에는 전기 충격 장치를 연결했다. 처음 전기 충격을 가했을 때, 개는 울부짖고 반항하고 도망치려 몸부림을 쳤다. 주기적으로, 반복적으로 전기 충격이 이어졌다. 며칠이 지나자 개는 바닥에 웅크린 채 아무런 반응도 보이지 않았다. 이미 벗어날 수 없다는 생각에 사로잡혀 인지 능력이 와해된 것이었다.

인간도 스트레스에 지속적으로 노출되면, 바닥에 웅크린 개처럼 무기력한 상태에 빠진다. 따라서 스트레스 관리는 스트레스가 길게 이어지지 않도록 막는 것이다.

진화론자에 의하면, 인간의 뇌는 단기적 스트레스에 익숙하도록 발달해 왔다. 30초 정도의 스트레스는 뇌가 견딜 수 있다는 의미이다. 그 이상이 되면 뇌는 정상의 궤도를 벗어나게 된다.

호랑이가 이빨을 드러낸 채 주위를 계속 맴돌고 있다고 생각해 보자. 뇌는 계속 공포 속에 휩싸여 있어야 한다. 지속적인 스트레스, 나쁜 스트레스 상태에 놓인 것이다.

그렇다. 스트레스 자체는 문제가 아니다. 문제는 만성 스트레스다.

만성 스트레스 하에서 치매 발병률은 2배나 높다

만성 스트레스는 위험하다. 만병의 근원이라고 불리울 정도로 건강을 망가뜨린다.

먼저 기억을 담당하는 뇌 핵심부인 해마에 직접적인 영향을 준다. 해마는 외부환경에서 받아들인 감정, 장면, 느낌, 행동 들의 정보를 저장 출력하는 역할을 한다. 그러나 스트레스에 계속 공격을 받게 되면 본래의 기능을 발휘하지 못하게 된다. 결국 해마의 크기가 줄어들게 된다.

또한 만성적 스트레스는 변연계를 비정상적으로 활성화시킨다. 불안, 공포, 부정적 감정으로 불안정한 상태에 빠지는 것이다. 행동을 억제할 통제력을 잃게 된다. 스트레스 호르몬의 지속적인 분비로 브레이크 역할을 하는 해마의 손상이 가속화된다. 반면 행복 호르몬인 세로토닌이 부족해진다. 불면증, 기억력 저하, 만성피로, 무기력증, 심지어 자살 충동에 사로잡히게 된다.

이러한 혼돈의 악순환이 반복되면서 뇌는 쉬지 못한다. 계속 긴장 상태에 놓이게 된다. 결국 극단적으로 치달아 치매라는 무서운 결과를 빚고 만다.

시카고 러쉬 대학교에서 65세 이상 1,064명을 대상으로 스트레스 반응을 조사했다. 지속적으로 스트레스에 시달리는 사람들의 치매 발병률이 2배나 높았다.

감사로 나쁜 스트레스의 사슬을 끊어내자

그렇다면 나쁜 스트레스의 사슬을 어떻게 끊어낼 것인가?

스트레스 자체를 삭제하기 어렵다. 다만 나쁜 스트레스를 좋은 스트레스로 바꾸는 관리는 가능하다.

스트레스를 주는 상황을 변화시키는 건 쉽지 않다. 승진 스트레스를 받기 싫다고 회사 자체를 퇴사하는 것과 비슷하다. 공부 스트레스에 시달린다고 아예 공부와 담쌓고 살 수는 없다.

스트레스 상황을 맞이하는 태도는 바꿀 수 있다.

'호랑이에 물려가도 정신만 차리면 죽지 않는다.'

이 말은 스트레스에 대처하는 방법에도 그대로 적용된다. 스트레스라는 호랑이에 위협을 받을지라도 마음가짐에 따라 호랑이의 입에서 풀려날 길이 있다.

생각을 고치기도, 마음을 다스리기도 만만하지 않다. 호랑이를 길들이는 것처럼.

그럼에도 터닝 포인트처럼 삼을 만한 것이 있다.

감사.

평생 스트레스를 연구한 한스 셀리가 하버드 대학에서 마지막 고별 강연을 할 때였다.

강당은 백발의 노교수의 고별 강연을 들으러 온 학생들로 가득 찼다. 강연을 마치자 모두 일어서서 기립 박수를 보냈다. 그때 한 학생이 물었다.

"우리는 지금 스트레스의 홍수 시대에 살아가고 있습니다. 스트레스를 해소할 비결을 한 가지만 가르쳐 주십시오."

그러자 한스 셀리는 정말 딱 한 마디로 대답했다.

"Appreciation!"

감사하라는 거였다.

부정적 스트레스를 긍정적으로 변화시키는 핵심 키워드는 감사이다. 감사를 통해 스트레스를 오히려 변화와 성장의 기회로

삼을 수 있다.

감사를 통해 뇌세포가 재생되고 활력을 얻는다

필자는 실제로 감사를 통해 참 많은 변화를 겪었다.

어르신들에게 더 좋은 치매 예방 교육을 강의하기 위해 여러 곳을 다니며 공부했다. 어떻게 하면 더 좋은 치매 예방 프로그램을 개발할 수 있을까를 고민했다. 그러다가 감사의 힘을 알게 되었다.

감사의 효과는 놀라웠다. 현장에서 감사를 전하면서 알았다. 어르신들이 감사를 실천한다면 치매를 예방하는 데 매우 효과적일 것이라고 확신하게 되었다.

감사는 어떻게 치매 예방에 좋을까?

미국에서 감사와 행복의 상관관계를 가장 많이 연구한 UC데이비스 대학의 아몬스 박사는 감사와 관련된 논문 79편을 분석했다. 그 결과 감사의 긍정적 효과를 발표했다.

감사를 하면 스트레스가 빨리 극복된다.

감사를 통해 남과 비교를 덜 하게 되며 자존감이 높아진다.

타인에 대해 신뢰할 수 있게 된다.

감사하는 자세만으로 신체가 건강해진다.

감사가 우리의 뇌에 변화를 일으킨다.

감사의 말을 하거나 듣게 되면, 우리의 뇌는 행복감을 느낀다. 이때 자연스럽게 몸에 이로운 옥시토신이라는 호르몬이 분비된다. 옥시토신은 노화된 세포들에게 활력을 주고 재생시킨다.

치매는 뇌세포가 퇴화되면서 나타나는 대표적인 질병이므로 감사의 마음과 행동만으로도 치매가 예방되는 셈이다.

인간은 더불어 살아간다. 사람에게 희망을 보면서도, 사람 때문에 절망에 사로잡힌다. 특히 관계가 위태로울 때 우리는 심적으로 혼란을 겪는다. 스트레스에 휩싸인다. 부정적 생각으로 뇌는 활기를 잃는다.

감사는 관계에 생기를 불어넣는 일이다. 부정적인 마인드를 긍정적으로 바꾸는 힘이 있다. 결국 감사가 치매를 예방한다.

감사합니다!

그 한 마디에 뇌는 안식을 얻는다. 치매 호랑이가 주춤 뒤로 물러난다.

불통에서
소통으로
뇌를 위로하라

내가 뿌린 고독의 씨앗이요
내가 키운 비애의 새싹인데
그 놈들이 나보다 먼저 자라
내 앞길을 막고 섰네
내 하늘을 가리고 섰네

- 나태주의 시 '내가 뿌린 고독'

처음부터 고독을 자처하는 사람은 없다.

내 탓일지라도 내가 원한 바는 아니다. 살다 보니 어느덧 고독해졌고, 고독에 얻어맞은 가슴은 멍이 들어버렸다. 그리고 시인의 시처럼 멍든 가슴으로 스스로를 꾸짖는다. '막힌 앞길', '가려진 하늘'에 절망한다.

인간은 사회적 동물이다.

세상을 혼자서 살아가는 건 위태롭다. 오랜 진화 과정을 통해 '생존'하고 '행복'하려면 공동체와 함께해야 한다는 사실을, 우리의 뇌는 알고 있다. 그렇게 살도록 우리를 이끈다. 공동체 밖으로 밀려났을 때 불안함에 사로잡히게 된다.

외로움은 우리의 뇌가 원하는 감정이 아니다.

외로운 감정을 계속 느끼다 보면 비만, 고혈압, 심장병 등 성인병에 노출이 된다. 나아가 우울증과 치매에 걸릴 위험이 높아진다.

네델란드 암스테르담의 아킨정신건강연구소에서 65세에서 86세의 노인 2,200명을 대상으로 외로움과 치매와의 관계를 조사했다. 2,200명의 노인 중 약 20%는 외로움을 호소했다. 그중 50%는 결혼하지 않았거나 혼자 살고 있었다.

영국 런던 정치경제 대학교 새너 리드 박사팀은 6년 동안 노인 1만 1,233명을 대상으로 사회적 고립에 따른 기억력 저하를 조사했다. 그 결과 소통하며 사는 노인에 비해 3배나 빠르게 기억력이 떨어졌다.

영국 치매협회가 실시한 설문조사에서도 치매 위험군에 있는 사람 중 38%가 외로움을 느낀다는 결과가 나왔다.

혼자인 상황보다 더 심각한 것은 그 상황을 외로움으로 받아들이는 것이다. 즉 마음먹기에 따라 달라질 수 있다는 의미이다.

혼자라서 외로운 것이 아니라 혼자이지 못해 외로운 것이다

외로운 감정을 해소하는 길은 소통

외로움의 사전적 정의는 혼자가 되어 쓸쓸한 마음이나 느낌을 뜻한다.

외로운 이유가 과연 혼자라서일지는 의문이다. 군중 속에서도 우리는 외로움을 느낄 때가 있다. 부부가 함께하면서도 외롭다는 이들도 많지 않은가.

외로움은 마음의 문을 닫을 때 생겨나는 감정이다. 즉, 외로움은 마음을 나눌 만한 상대가 없기 때문이다. 따라서 외로운 감정을 해소할 유일한, 혹은 확실한 길은 소통이다.

우리의 뇌는 행복을 추구하도록 설계되어 있다.

소통은 행복의 핵심 키워드다. 소통은 가족, 이웃, 사회 등 공동체 안에서 이뤄진다. 공동체와 불화를 겪는다면, 우리는 그만큼 행복에서 멀어진 셈이다. 뇌의 설계를 망치는 것이며, 결국 뇌를 무력하게 만드는 것이다.

인간(人間). 사람 인(人)자 하나로 그 뜻은 충분하다.

그런데 왜 사이 간(間)자를 덧붙였을까. 사이라는 말에 뇌의 비밀이 숨어 있을지도 모른다.

지금이야 오리털, 거위털 겉옷이 보편화되었지만 옛날에는 추운 겨울에도 스웨터 하나로 견디곤 했다. 바람이 숭숭 들어와 추울 듯한 스웨터가 따뜻한 이유가 있다. 털실과 털실 사이, 바로 공간이 온기를 품고 있기 때문이다.

세찬 태풍에 시멘트 담장은 무너져도 돌담은 잘 버틴다. 돌과 돌 사이 듬성듬성 나 있는 틈이 바로 바람의 길이 되어 주기 때문이다.

혼자에는 사이라는 의미 자체가 성립되지 않는다. 반드시 더불어 함께일 때 가능하다. 인간이라는 단어 역시 사람이 서로에게 온기와 길이 되어줘야 하기에, 사이 간이 필요했으리라.

그렇다. 서로에게 사이가 되어주는 것이 소통이다.

어느 날 필자의 앞집에 또래의 여인이 이사를 왔다.

처음 본 순간 우울증을 앓고 있다는 생각이 들었다. 모른 척할 수 없어 찾아가 이야기를 나눴다.

결혼하고 5년 만에 남편이 간경화로 세상을 떠났다. 홀로 감당해야 할 현실이 막막했다. 아들 하나 바라보며, 갖은 고생을 하며 아들을 키웠다. 그런데 군대에 갔다 온 아들이 갑자기 간암으로 그녀의 곁을 떠났다. 아들마저 저세상으로 가고 나자 삶의 의욕이 사라졌다.

걸어도 걷는 것이 아니었다. 늘 구름 위로 둥둥 떠다니는 기분이었다. 잠을 잘 수 없어 수면제와 신경안정제를 먹으며 겨우 하루하루를 버티는 중이었다. 무엇보다 사람과 어울리는 자체가 끔찍이 싫었다. 그래서 아무도 모를 곳으로 이사를 왔다.

그날 이후 이런저런 이유를 내세워 그녀의 집에 찾아갔다. 필자의 집으로 불러 함께 식사를 했다. 침울해 보이는 듯싶으면 드라이브를 다녔다.

그러면서 우리는 친구가 되었다. 마음을 터놓는 사이가 되자 그녀의 우울증은 수면제와 신경안정제에 의존하지 않아도 될 만큼 좋아졌다.

필자에게 생명의 은인이라고 하는 그녀. 지금은 직장생활도 잘하고 활기차게 살아가고 있다.

돌이켜보면 필자는 소통의 손을 내밀었을 뿐이다. 그 손을 잡은 건 그녀였다. 그래서 그녀가 고맙고 대견하다.

그녀는 외로움의 원인을 찾아보고 스스로 변화하고자 노력했다. 바로 소통이었다.

소통을 거부하는 극단적인 사례가 있다

히키코모리로, 사회생활에 적응하지 못하고 집안에만 틀어박혀 있는 사람들을 일컫는 일본의 신조어다. 우리 식으로 표현하면 은둔형 외톨이로, 6개월 이상 가족 이외에 교류가 없는 상태가 지속이 된다면 히키코모리로 분류한다.

히키코모리가 되는 이유는 뭘까. 세상에 대한 부적응이다. 사람과 단절하고 혼자만의 세계에 갇히게 된다. 아예 소통의 경로를 차단한다. 이러한 부적응은 심각한 사회 문제로 비화된다.

일본의 농림수산성 사무차관 구마자와 히데아키(76)의 경우, 히키코모리의 심각성을 단적으로 보여주었다. 그는 집에서 아들을 수십 차례 칼로 찔러 숨지게 했다. 아들은 사춘기 시절부터 25년 동안 히키코모리로 지내며 부모를 상습적으로 폭행했다. 아버지는 아들에게 시달리다 세상과 격리시키기로 결심했고, 끔찍한 범죄를 저지르게 되었다.

사람은 요람에서 무덤까지 소통하며 살아간다

사람은 소통을 통해 생존의 법칙과 행복의 원리를 배운다. 타인과 소통하기 위해 타인의 심정을 알려 애쓴다. 이 노력이 공감이다.

미래학자들은 한결같이 예견하고 있다. 4차산업시대를 맞은 인간은 공감의 능력에 따라 그 미래가 달라진다. 생존과 행복을 위해 호모 사피엔스(Homo sapiens: 지혜 있는 인간)에서 호모 엠파티쿠스(Homo Empathicus: 공감하는 인간)가 되어야 한다는 것이다.

요람을 벗어난 아이들은 본격적으로 소통을 배운다.

처음에는 가족, 이어 주변 사람들을 통해 세상과 소통한다. 특히 비슷한 또래끼리 친구로 소통하며 발전해 간다.

이 시기는 뇌세포가 많아지고 연결망 또한 폭발적으로 늘어난다. 홀로 즐기던 놀이가 협동 놀이로 발전한다. 그러면서 소통이 적극적으로 이뤄진다. 부모 몰래 나쁜 짓도 해보고, 믿고 의지했던 친구들에게 배신도 당하고, 화해를 통해 관계 회복도 경험한다. 소통의 능력을 익혀가는 것이다.

생애 발달 주기를 거치면서 대인관계의 폭이 넓어진다. 새로운 인간관계 형성으로 더 적극적으로 소통해야 하고, 원만한 대인관계를 위해 공감의 능력은 더 많이 요구된다.

그러나 노년기가 되면 소통의 기회 자체가 급격하게 줄어든다. 소통의 능력조차 발휘할 수 없게 된다. 사회적 고립이다.

신체 능력 저하, 퇴직, 자녀의 독립, 배우자의 사망……. 이러한 이유로 노년기의 고립은 피할 수 없다. 이 현실을 주저앉은 채 받아들인다면, 노년의 외로움은 극단으로 치닫는다. 우울증과 치매가 그렇다.

노년의 외로움, 그 해결책은 우선 소통의 기회를 만드는 것이다. 또한 그 기회를 적극적적으로 받아들여 외로움을 떨쳐낼 소통으로 이어져야 한다.

소통은 눈높이를 맞춰야 이루어진다

"소통이야 늘 하고 싶죠. 나름 노력도 해요. 그래 봤자 소용없어요. 말이 통하지 않는 고리타분한 노인네 취급만 받아요."

강의 중 만난 어르신의 말이다. 손자와 소통하려고 선물까지 준비하고 만났는데, 선물만 받고 입을 꾹 닫더란다. 소통하려다 마음의 상처만 더 깊어졌다고 했다.

왜 소통이 아니라 불통을 경험했을까.

소통(疏通)은 막힘 없이 잘 통함이라는 뜻이다. 곧 좌에서 우로, 우에서 좌로 흘러가고 흘러오는 것이다.

소통은 수평적 위치일 때 가능하다. 더불어 소통을 원하는 쪽이 상대의 입장을 먼저 살펴야 한다. 따라서 어르신이 겪은 불통은 손자의 눈높이에 맞추지 못한 탓이다.

손자와 카톡을 하기 위해 뒤늦게 스마트폰을 구입한 어르신이 있다. 소통의 기회를 마련한 셈이다. 그러나 한 가지 노력이 더 남았다. 이해하고 공감하려는 노력이다.

디지털 에이징(Digital Aging)이란 단어가 자주 들린다. 디지털기기를 사용하며 똑똑하게 늙어가는 삶을 의미한다.

디지털 사회에서의 외로움과 고립감을 극복하려면 아날로그적 태도를 버려야 한다. 익숙했던 것보다 새로운 것에 눈길을 돌려야 한다. 요즘 소통의 기회는 대부분 디지털기기로 이뤄지기 때문이다. 그 기기를 얼마나 능숙하게 다루느냐에 따라 소통의 기술을 평가 받는다.

그러나 노년층, 특히 독거노인들은 디지털 문맹이 많다. 반면 젊은 층은 마치 신체의 일부인 양 사용하고 있다. 이러한 상황 속에서 자녀, 손자녀와 소통하려면 적극적으로 배우고 활용해야 한다. 그들의 소통의 도구를 익히면, 훌륭한 소통의 기회가 될 것이다.

필자 역시 디지털 정보화를 좇기가 여간 힘겹지 않다. 그때마다 자녀들에게 도움을 요청한다. 자연스럽게 대화를 주고받을 기회가 생기면서 소통하게 된다.

불통이 소통으로 바뀌면 뇌가 행복해진다

외로움은 불통이 소통으로 바뀌면 해소된다.

그때 우리의 뇌는 행복함을 느낀다. 소통을 통해 뇌에 행복을 주는 호르몬이 분비되기 때문이다. 바로 세로토닌과 옥시토신이다.

소통을 시도하는 순간 세로토닌이 분비되어 관계를 편안하게 이끈다. 관계가 잘 통할 때 뇌의 활성화를 통해 옥시토신 분비를 촉진시킨다. 옥시토신은 심리적 억압을 씻어준다. 나아가 신체적 통증까지 완화시킨다.

그리스 아테네 서쪽에 위치한 작은 섬 이카리아.

제주도 면적의 약 15% 정도의 크기에 5,000여 명의 주민이 살고 있다. 이 섬은 세계적인 장수 마을로 유명하다. 장수 비결은 무엇일까.

주민과 주민 사이의 적극적인 교류로, 격의 없는 대화를 통한 공감대를 형성하고 있다는 것이다. 나이 든 사람이라고 소외시키지 않는다. 단단한 유대감으로 묶인 이들에게 외로움이 끼어들 여지가 없다.

이곳의 주민들은 대부분 노년층이다. 90세를 넘는 사람들이 10%를 차지하고 있다. 그럼에도 치매와 암환자는 거의 찾아볼 수 없다.

섬을 떠나 폐암 판정을 받고 시한부 인생을 선고받은 이가 고향으로 돌아왔다. 놀랍게도 40년을 더 살다가 102세에 세상을 떠났다.

이카리아 주민의 장수 비결은 소통에 있다. 소통으로 마음의 평안을 얻으며 건강까지 지켜나가는 것이다.

공동체 안에서 소통하라.
뇌의 건강과 행복은 절로 따라올 것이다.

맨발의
청춘으로
뇌에 활력을

세계적인 장수마을은 대체로 섬이나 고산지대에 있다.

지형적 특성을 살펴보면 한결같이 굴곡이 많다는 것이다. 굴곡과 수명이 무슨 상관일까? 연구자들은 걷기에서 그 해답을 찾는다. 평탄한 길보다 울퉁불퉁 변화무쌍한 길을 걷는 편이 건강에 더 좋다는 것이다.

걷기 위해 200여 개의 뼈와 600개 이상의 근육을 사용한다. 굴곡이 심한 길을 걸을 때 뼈와 근육을 상당히 유기적으로 움직여야 하므로 신체 활동을 극대화할 수 있다. 동일한 거리를 걸어도 한결 효율적이라는 의미며, 장수의 비결인 셈이다.

마지막 원고를 출판사에 원고를 넘기고 나면, 매번 불면증으로 고생을 한다.

몇 달 동안 새벽까지 작업을 해온 탓에 신체 리듬에 굳어져 버린 탓이다. 다시 원상태로 돌아가기가 힘들다.

견디다 못해 병원을 찾았다. 처방해준 약을 먹었지만 머리만 멍할 뿐 도무지 아무 일을 할 수 없었다.

잠을 자기 위해 술을 먹었다. 그렇게 하루하루 술에 의존하며 잠자리에 들었다. 한 잔이 두 잔 되고, 두 잔을 먹어도 잠이 들지 않으면 세 잔이 되고……. 점점 술에 매달리게 되었다. 이러다 알코올 중독이 되면 어떻게 하지, 하는 마음에 불안했다. 그러나 불면증의 고통에서 벗어나기 위해서는 어쩔 수 없었다.

그러던 중 뇌교육대학원에서 뇌의 활성화와 운동성을 공부하다가 기적 같은 일을 경험했다.

불면증에서 해방시킨 맨발 걷기

뇌의 활성화를 위해 유산소운동은 매우 중요하다.

걷기는 우리가 쉽고 간단하게 선택할 수 있는 유산소운동이다. 규칙적으로 걷는 습관은 치매 예방에 탁월한 효과가 있다.

그러나 걸어도 잘 걸어야 한다. 필자가 경험하고 경이로운 효과를 얻은 걷기를 소개하겠다.

맨발 걷기.

3월에 시작하였다. 땅 기운이 차가왔지만 참고 걸었다. 그날 밤 오랜만에 숙면을 취했다. 그후로도 계속 불면증 고통 없이 자연스럽게 잠을 잘 수 있게 되었다. 머리가 맑아졌고, 묵지근하던 몸이 가벼워졌다.

불면증이 사라지면서 다시 집필에 매달렸다. 책은 엉덩이로 쓴다고 했던가. 집필은 정신은 물론 육체적 소모도 만만치 않다. 무엇보다 필자에게 과도한 집중력이 빚어낸 불면증이 문제였다.

그러나 맨발 걷기를 통해 불면증에서 해방이 되었다. 맨발 걷기가 아니었다면, 필자는 세상에서 딱 한 권의 책을 낸 저자가 되었을 것이다.

맨발 걷기는 뇌를 활성화시킨다

발은 제2의 심장으로 불린다. 심장에서 멀리 떨어져 있다. 그럼에도 우리 신체에서 말초신경이 가장 많이 몰려 있는 곳이 발이다.

인류가 직립을 시작한 이후, 우리의 유전자는 두 발로 걷고 뛰어다니게 프로그래밍 되었다. 맨발로 사냥과 채집을 했다. 짐

승의 가죽으로 신발을 만들어 신으면서 땅의 기운과 멀어졌다.

땅과 접촉 기회를 잃은 현대인들은 땅속 자유전자, 즉 균일한 전기장이나 자기장 이외에 외부로부터 힘을 받는 일 없이 자유로이 움직이는 전자를 받지 못한다. 이로 인해 활성산소를 배출하지 못하고 각종 질병에 시달린다. 신체의 활력이 떨어지고 노화를 불러온다.

필자가 경험한 바, 맨발 걷기는 뇌에 강력한 영향을 미친다.

맨발은 땅과 접촉하여 몸 안의 각종 장기를 자극한다. 특히 말초신경을 직접 자극해 혈액순환을 돕는다. 적혈구의 활동을 개선하여 혈액의 점성을 묽어지게 하고, 혈관 질환을 예방한다. 뇌졸중은 물론 기억력 개선 등 뇌의 활성화에 도움이 된다.

현대인의 일상은 날이 갈수록 땅에서 멀어지고 있다.

하루종일 인공 구조물과 포장도로를 오가는 사이 흙을 밟아 보지 못한 채 지내기도 한다. 흙바닥에서 뛰놀며 뒹굴던 시절에는 상상하지 못했던 질병들이 나타났다. 아토피, 알레르기, 천식, 비염 등등……

흙에 산다는 것, 흙을 밟으며 흙의 기운을 밟는다는 것이 대단히 중요하다.

땅에는 건강의 활력을 주는 자유전자가 있다

필자의 아이는 아파트에 거주할 때 비염으로 무척 고생했다. 마당이 있는 한옥주택으로 옮기자 오래지 않아 비염 증상이 사라졌다.

미국 심장의학자 스테판 시나트라 박사에 의하면, 땅속은 어마어마한 규모의 배터리로 음전하를 띠고 있다. 이런 풍부한 자유전자가 양전하를 띤 활성산소와 결합하면, 건강의 활력을 찾게 된다고 밝혔다.

땅에는 우리가 미처 느끼지 못하는, 그러나 순간순간 지대한 영향을 미치는 자유전자 음이온이 있다. 이 음이온이 우리의 몸에 유입되면, 혈액 공급이 왕성하져 각 장기는 활기를 띤다.

반면 우리 몸에는 정전기가 있다. 금속성 물체를 만졌을 때 저릿하며 오는 느낌은 정전기 때문이다.

체내 정전기와 질병 관계를 연구한 일본의 호리 야스노리는 우리 몸을 망치는 원인으로 정전기를 꼽고 있다. 야스노리에 의하면, 정전기는 신경세포를 급속히 감소시켜 결국 뇌 위축의 원인이 된다. 곧 알츠하이머 치매 요인인 정전기를 체내에서 빼낸다면, 뇌의 위축을 막을 수 있다.

필자가 맨발 걷기를 시작한 지 3개월이 지났을 때였다.

콜레스테롤이 높아 늘 걱정이었는데 정상 수치로 돌아왔다. 또한 몸과 마음이 예전과는 다르다는 것을 스스로 알게 되었다. 맨발 걷기를 하고 나면 몸 안에 노폐물이 쑤욱 빠져나가는 듯하다. 발을 지압해주는 효과가 있어 걷고 나면 날아갈 듯 상쾌한 기분이 든다. 우울증을 맨발 걷기로 극복했다는 말에 고개가 끄덕여진다.

매일 30분 걷기로 치매와 성인병을 예방한다

세계보건기구(WHO)에서도 매일 30분씩 걷기를 권장하고 있다. 치매는 물론 각종 성인병의 예방 효과가 검증되었기 때문이다.

노화의 신호는 근육의 감소에서부터 시작된다. 근육은 줄어들고 그 자리를 지방이 차지하게 된다. 활력이 떨어지고 근육이 감소한다는 건 그만큼 노화의 진행이 빠르다는 의미이다.

20대가 되면 근육량은 정점에 도달한다. 이후 점차 감소하여 60대에 이르면 40%에 육박할 정도로 줄어든다. 양뿐만 아니라 질, 곧 근력도 줄어든다.

미국은 세계 최초로 근감소증을 질병으로 인정했다.

근감소증이란 근육이 마르고 근육량이 감소하게 되는 현상이다. 40대가 되면 자연적으로 근육이 감소하면서 더불어 세포의 단백질 합성능력도 저하된다. 면역력 또한 떨어지게 된다. 골밀도가 약해지면서 체내에 지방이 쌓이게 된다. 그만큼 비만이 오기 쉽다.

근육량은 수명과도 연관이 있다. 줄어든 근육을 운동으로 회복시키면, 노화를 늦출 수 있다. 또한 근력의 강화는 성호르몬을 활성화 시켜주며 성장호르몬의 배출로 몸을 젊게 한다.

오늘날은 걷지 못하도록 강요하는 사회이다.

대부분 자동차로 이동을 하게 된다. 계단 역시 엘리베이터를 이용하다 보니 다리 근육 자체를 사용할 기회조차 없다. 어느 날 계단을 오르다 다리가 후들거리고 숨이 차오르는 경험을 한다면, 이미 노화에 가속도가 붙고 있다는 표시다.

나이가 들면 한결같이 산책을 권한다. 단순히 다리 근력을 강화시키려는 수준일까. 다리가 걷는 게 아니라 뇌가 걷기 때문이다. 다리 근육과 신경들은 뇌의 밀접한 관계가 있다. 다리 근육이 약해지므로 노화가 빨라지고 결국 치매를 불러오게 된다.

우리나라 사람들의 대부분은 병이 들고서야 건강의 중요성을 인지한다. 필자 역시도 마찬가지이다. 세 번의 디스크 수술을 하고 나서야 건강의 중요성를 깨닫고 매일매일 운동을 빠뜨리지 않고 있다.

운동과학자들이 밝힌, 노년층에 맞는 걷기 방법을 소개하면 다음과 같다.

첫째, 30분 이상 걸어라. 그때부터 운동 효과를 낼 수 있다.

둘째, 속도의 변화를 꾀하라. 느긋한 산책도 좋다. 그러나 운동 효과를 내려면 가슴이 뛰고 이마에 땀이 맺히는 순간이 필요하다. 10분은 완보, 10분은 속보, 다시 10분은 완보. 이런 식으로 변화를 주면 노년의 근력으로도 일상을 감당할 수준이 된다.

셋째, 보폭을 넓혀 빨리 걷기가 운동의 놀라운 효과를 가져온다. 보폭 10센티 넓혀 걷기는 근력을 강화시켜 준다.

허벅지 근육이 중요하다

60대에도 근육운동을 통해 3,40대 몸매를 유지하며 건강하게 살 수 있다. 특히 걷기를 통해 허벅지 근육을 키우면 면역력은 물론이고 근골격계 질환에도 탁월한 효과를 볼 수 있다. 인슐린 저항성도 높아진다.

인슐린은 혈당을 낮추는 기능을 한다. 이 기능이 약해지면 세포가 포도당을 효과적으로 연소하지 못한다. 곧 몸의 균형이 깨지는 결과를 빚는다.

인슐린은 허벅지 근육에 집중된다. 허벅지 근육이 발달하면 피로 회복이 빠르고 혈당조절도 잘 이뤄진다. 이렇듯 허벅지 근육이 중요하다. 근육의 30%를 차지한다.

허벅지 근육은 무릎을 굽히고 펴는 기능은 물론 무릎 하중을 분산시켜주는 역할을 한다. 근육이 약하면 무릎 질환이 없어도 통증이 올 수 있다. 반면 근육이 강하면 퇴행성 관절염을 예방해 준다.

허벅지 근육의 강화는 혈관 보호 및 체온 조절을 돕고, 당뇨병 고혈압 고지혈증 등의 질병을 막아준다. 또한 요통과 척추의 변형을 바로 잡아준다. 적절하게 혈당을 저장해 당뇨 위험도 막아준다.

한 연구 결과에 의하면 허벅지가 1cm 줄어들 때마다 남자는 8.3%, 여자는 9.6%까지 당뇨에 걸릴 확률이 높았다고 한다.

왜 이토록 허벅지 근육이 중요한 걸까.

노년기 뇌 건강에 지대한 영향을 미치기 때문이다. 또한 치매 예방에서 당뇨 문제를 뺄 수 없는 탓이다. 당뇨가 오면 치매로 갈 확률이 2배나 더 높아진다.

세대가 함께 하는 맨발걷기로 치매 예방

맨발 걷기의 힘이 차츰 알려지고 있다. 반갑기 그지 없다.

필자가 꿈꾸는 건, 맨발 걷기에 세대 간 소통의 기회가 더해지는 것이다. 조부모, 부모, 손자녀. 이렇게 세대가 어울려 걷는다면 그 효과는 놀라우리라.

맨발이 주는 상징성이 분명 있다. 가식과 꾸밈을 걷어낸다는 것이다. 굳이 애쓰지 않아도 마음을 열고 상대를 바라보게 된다.

맨발 걷기의 명소로 알려진, 대전 계족산 맨발 걷기를 초가을에 체험했다.

유치원 다니는 손자들은 황톳길에 들어서자 맨발로 뛰기 시작했다. 나이든 부모와 중년의 자녀가 오순도순 이야기하며 걷는 광경도 참 아름답게 느껴졌다. 황토 오솔길을 맨발로 걷는 자체만으로도 소통이 이뤄진다는 생각이 들었다.

세대가 함께 하는 맨발 걷기는 치매 예방에 더 없이 좋은 프로그램이다. 소통과 더불어 뇌를 활성화 시켜 건강까지 더할 수 있으니 말이다.

부러우면 지는 것이라고 했던가.

틀렸다. 부러우면 닮는 것이다.

치매 없는 세상을 위한 공동체의 노력도 마찬가지다. 좋은 제도를 부러워할 게 아니라 빠르게 닮아야 하는 것이다.

마음 다스리기로
굿바이 치매

　과거 프랑스 노르망디 지역의 농부에게는 독특한 전통이 있었다. 맏아들이 일곱 살이 되면, 아버지는 아이와 함께 자신의 농토를 경계선을 따라 한 바퀴 돌았다. 모퉁이를 돌 때마다 아버지는 회초리로 아이에게 가혹하게 매질을 했다. 육체적 고통이 농토만은 지켜야 한다는 생각을 각인시켜 주리라 믿었기 때문이다.

　무모한 처벌이지만, 매를 아끼면 아이를 망친다는 상식이 지배하던 시대였다. 당시 농토가 곧 생존이었기에 아버지는 아이에게 절대 잊을 수 없는 교훈을 남기고 싶었으리라.

기억은 우리의 행동 양식을 지배한다.

알코올 중독에서 빠져나오기 어려운 이유는, 알코올이 주는 만족의 순간을 뇌가 강렬하게 기억하기 때문이다. 그러므로 행동을 바꾸는 것은 여간 어렵지 않다. 끊임없이 뇌가 기억을 작동시킬 만한 계기를 마련해줘야 한다.

"금연은 정말 쉽다. 내가 백 번을 더 해봐서 잘 안다."

미국의 소설가 마크 트웨인의 말이다. 자조의 비아냥이지만, 어쨌든 행동의 변화는 만만치 않다.

마음을 다스린다는 것은 기억의 패턴을 바꾸는 것이다. 단번에 되지 않는다. 때로는 뇌를 설득하고, 때로는 노르망디의 아이처럼 강렬한 경험이 필요하다. 금연의 결심처럼 수시로 되풀이해야 한다.

긍정적으로 마음을 다스릴 때 치매 예방

2000년 미국 출판계에서 행복을 주제로 한 책은 총 40권이었다. 그로부터 10년이 지나 하루 평균 15권쯤 출간되었고, 이러한 추세는 현재까지 계속 이어지고 있다.

갑자기 행복에 대한 관심이 높아진 탓일까. 그럴 리 없다. 행복은 인류가 시대를 뛰어넘어 추구해야 할 보편 주제이다.

원인은 뇌에 있었다. 뇌의 비밀이 과학적으로 속속 밝혀지기 시작하면서, 뇌도 변화 가능성이 열렸다. 특히 심리학자들은 뇌를 인간의 의지로 통제는 물론 변화 발전시킬 수 있다고 확신했다. 바야흐로 긍정심리학의 출발이었다. 이를 실증적으로 떠받친 것은 뇌과학이었다.

뇌과학이 입증한 바, 마음 먹기에 따라 뇌의 건강이 달라진다. 생활습관이 개선되면 뇌의 활성화가 좋아진다.

긍정적인 생각은 뇌를 살리고, 부정적인 생각은 뇌를 죽인다.

따라서 어떠한 마음으로 나와 세상을 바라보느냐에 따라 치매에 걸릴 수 있고, 또 영원히 치매로부터 자유로울 수도 있다.

정리하면 이렇다.

긍정적인 생각이 뇌의 패턴을 바꾼다.

뇌의 패턴이 생활습관을 변화시킨다.

개선된 생활습관은 치매를 차단한다.

그러므로 시작은 마음먹기요, 긍정적으로 마음을 다스리는 것이다.

왜 마음을 다스려야 하는가를 이해했다면, 그 방법에 궁리해야 한다. 즉 어떻게 마음을 다스릴 것인가, 하는 방법론이다.

어떻게 마음을 다스릴 것인가

첫째, 만족하기.

인간사에 만족은 없다. 그러나 만족할 수는 있다. 나에게 없는 것에 집착하기보다는 가지고 있는 것에 만족할 능력이 있다.

인간이 신을 창조했든 반대의 경우든, 세상의 모든 종교의 핵심은 '욕망'에 묶여 있다. 불교는 괴로움의 근원인 욕망을 내려놓으라고 한다. 기독교는 신의 가르침에 따라 올바르게 욕망을 채우라고 한다.

긍정심리학에서 말해주는 만족은 오늘에 초점을 맞추고 있다. 종교는 미래를 기약하지만, 우리의 뇌는 현재에 주목한다는 것이다. 건강한 뇌를 만들기 위한 비결은, 내일의 위대한 실현보다 오늘의 사소함에 더 만족해야 한다는 것이다.

둘째, 분노 참기.

분노는 뇌에게 한 방 먹이는 것과 같다. 뇌가 그동안 익숙하게 지켜온 패턴에 충격을 가하는 행위다.

1분 화를 내면, 1시간 동안 그 여파가 지속되는 이유가 여기에 있다. 뇌가 충격으로 혼란을 겪는 까닭이다.

연구 결과, 자주 분노한 사람의 뇌는 그렇지 않은 사람에 비해 상대적으로 위축되어 있었다. 수명 역시 상대적으로 훨씬 짧았다.

분노는 갈등의 해결 요소가 되기 어렵다. 관계를 더욱 험악하게 만들 뿐이고, 분노할수록 우리는 점점 고립되고 외로움에 빠져든다. 고립과 외로움은 뇌에 독을 뿌리는 행위이다.

셋째, 친절하기.

인간은 사회적 동물이다. 끊임없이 관계를 맺으며 살아갈 수밖에 없는 존재이다.

우리는 타인에게 친절로 나의 마음을 전한다. 따라서 친절은 관계를 긍정적으로 바꾸는 힘인 셈이다.

우리의 뇌는 친절을 생존의 필수 요소로 여기며 진화했다. 당신에게 적대적이지 않다는 표시로 친절을 사용하였다. 내 손에 무기가 없다는 표시로 악수를 했고, 당신과 친해지고 싶다는 몸짓으로 포옹을 했다.

친절은 뇌에 새겨진, 익숙한 태도이자 반응이다. 이 패턴에서 벗어날 때 우리의 뇌는 불안에 휩싸인다.

넷째, 나누기.

인간은 이기적이면서 이타적이다.

우리의 뇌는 생존하기 위해 이기적 속성을 발달시켰다. 더불어 행복을 위해 이타적 모습을 간직해 왔다.

이 두 가지 속성이 균형을 맞출 때, 뇌의 활성화가 이뤄진다. 어느 한쪽으로 치우쳤을 때 뇌는 정지 상태가 된다.

'노블레스 오블리주'는 사회적 성공을 이룬 이가 나눔을 책임과 의무로 여긴다는 뜻이다. 과도한 이기적 태도를 막기 위한 도덕적 잣대에 가깝다. 그러나 나눔을 책임과 의무로 여기는 것이 타당한지는 의문이다.

현대는 '노블레스 오블리주'라는 도덕적 잣대까지 내세울 만큼 이기적 모습으로 가득하다. 뇌의 작동 원리를 지나치게 한쪽으로 몰아가고 있다.

우리의 뇌는 이타적 모습, 누군가를 돕는 것을 원한다. 그 행위를 즐거워한다. 나눔을 통해 만족감을 느낀다. 따라서 이타적 모습은 뇌가 시킨 것을 행동으로 옮긴 것이다.

뇌의 균형을 맞추고 싶다면, 나눠야 한다. 뇌가 원하는 바에 발을 맞추는 나눔 행위로 뇌는 건강해진다.

다섯째, 친구 사귀기.

'나의 집에는 의자가 세 개 놓여 있다. 하나는 고독을, 둘째는 우정을, 셋째는 사교를 위한 것이다.'

월튼 숲에서 독거 생활을 했던 헨리 데이비드 소로우의 말이다.

우정과 사교는 인간의 본성이다. 설사 단절된 생활을 자처했을지라도 우리의 뇌는 줄기차게 관계 속에 있길 원한다. 소로우에게 의자 세 개가 필요했던 것처럼.

외로운 사람은 노화 속도가 빠르다. 친구가 많은 사람일수록 수명이 더 길다. 수많은 뇌과학자들이 입증한 사실이다.

우리의 뇌는 끊임없이 변화 발달하기 원한다. 변화 발달은 외부의 자극을 통해 이뤄진다. 반면 외부의 자극이 차단된 상태에 이를 때 우리는 외로움을 느낀다.

나이가 들면 관계의 폭은 줄어든다. 그럴수록 관계를 확대하려는 노력이 필요하다. 일부러라도 공동체 속으로 들어갈 기회를 만들어야 한다. 뇌의 노화를 방치하지 않으려면 더더욱.

여섯째, 목표 세우기.

일생을 통해 우리가 행복을 느끼는 시기는 언제일까?

조사의 통계 수치에 의하면, 20대에 행복도가 가장 높다. 이후 서서히 감소하여 40대에 이르면 최저 수준이 된다.

40대는 왜 행복하지 못할까?

이유는 인생 목표에 있다. 목표를 달성할 수 있다는 믿음이 무너지기 쉬운 시기이기 때문이다. 좌절을 겪으면서 스스로의 능력에 대한 신뢰를 잃어버리게 된 것이다. 목표를 수정하는 대신 목표를 포기해 버린다. 인생, 뭐 있어! 이런 식의 부정적 생각이 행복에서 멀어지게 만든 탓이다.

그러나 40대 이후 다시 행복도가 높아지는 경우가 있다. 현 상태에 인정하고 받아들였기 때문이 아니다. 새로운 목표를 세웠을 때, 다시 행복은 상승곡선을 탄다.

뇌과학자와 심리학자들이 한결같이 주장하는 노후의 건강과 웰빙을 예측하는 중요한 지표가 있다.

계속해서 목표 의식을 갖고 살아가느냐, 그렇지 않느냐.

뇌는 늙지 않는다. 뇌는 계속 앞으로 나아가길 원하고, 그렇게 프로그래밍 되어 있다. 우리의 선택에 따라 뇌의 활성화는 달라진다.

건강한 뇌, 행복한 노후를 원한다면 새로이 달려갈 목표가 필요하다.

Chapter 4

Good bye 치매
나를 넘어 공동체로

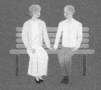

치매를
잊은 사람들

죽지 않는 인간, 늙음을 거부한 청춘.

미래가 설정하고 있는 신인류의 모습이다. 그를 위해 인공지능을 통해 인간의 최적화된 신체를 연구하고 있다.

그러나 우리가 기대하는 모습은 최적화가 아니다. 주어진 생명의 한계 안에서 육체적 건강과 정신적 평안을 유지하며 살아가는 모습이다.

1. 100세에 세계일주 신기록 - 쇼치 사브로 할아버지

쇼치 할아버지는 교육학자이자 정신의학 전문의이다.

'대중교통을 이용해 세계일주를 한 최고령자'로 기네스북에 게재되었다. 당시 106세로 강연을 목적으로 세계 각국을 방문했다. 유연한 몸 동작, 또렷한 언어 구사, 청중을 사로잡는 강의 솜씨. 겉으로 봐선 도무지 나이를 짐작할 수 없을 만큼 활기찼다.

할아버지는 아침 기상 후 냉수마찰을 한다. 차가운 수건으로 물을 묻혀 온몸을 닦아내는 일을 매일 실천한다. 이후 근육의 유연함을 위해 본인이 직접 계발한 봉체조를 한다.

할아버지에게는 눈길을 끄는 부분이 더 있다.

어릴 적 몸이 허약해 식사를 제대로 하지 못했다고 한다. 어머니는 식사 때 음식을 30번 이상 천천히 꼭꼭 씹어 먹도록 가르쳤고, 이를 평생 실천하면서 건강을 지켜왔다.

정신 건강을 지키기 위한 실천도 빼놓지 않고 있다. 자신의 기억을 실험해 보기 위해 꾸준한 외국어 공부와 영어 일기 쓰기를 실천한다.

95세에 중국어를 배우기 시작했다. 100세 때에 포르투칼어와 러시아어 공부를 시작했고, 더불어 한국어 공부까지 추가했다. 젊은 사람들도 하기 힘든 공부를 능숙하게 해냈다. 뇌가 그만큼 활성화되어 있다는 뜻이기도 하다.

저녁에는 재활용품을 이용, 본인의 아이디어로 장난감을 발명한다. 아이들에게 부모님들이 스스로 장난감을 만들어 줄 수 있도록 가르쳐 주기도 한다.

할아버지는 자신의 장수의 비결에 대해 이렇게 밝혔다.

"내가 만든 장난감으로 아이들의 교육에 도움이 되고자 노력한 결과입니다."

나이 들었다고 주저앉지 않고, 100세가 넘어도 여전히 할 수 있다는 긍정적인 생각으로 움직인다고 덧붙였다.

우리는 나이가 들면 몸과 외모의 변화에만 주목할 뿐 정작 두뇌 활동의 중요성은 외면한다. 그러다 보니 뇌가 빨리 위축된다. 뇌의 신경세포와 시냅스 또한 줄어들게 된다.

그렇다면 할아버지의 뇌의 실제 모습은 어떠할까.

MRI 사진을 찍어본 결과, 100세 나이임에도 70세의 뇌 수준이었다. 늙지 않는 뇌, 젊은 뇌를 유지하고 있었다. 뇌 위축은 전혀 보이지 않았고, 해마는 잘 발달돼 있었다.

할아버지는 임종 직전까지 강의를 하는 등 활발한 사회활동을 이어나갔다. 그리고 107세로 세상을 떠났다.

2. 100세에도 캐리어 끌고 세계 여행 - 김원희 여행작가

인생은 60부터!

그렇게 믿으며, 100세에도 캐리어를 끌고 여행을 다니고 싶다는 김원희 할머니는 여행으로 인생 2막을 열었다. 아들을 출가시킨 후 곧바로 자유여행에 도전했다.

67세엔 프랑스 여행을 다녀와서 책을 내고 작가의 길로 들어섰다. 『할매는 파리여행으로 부재중』이라는 책이다. 11쇄를 찍을 만큼 독자들의 사랑을 많이 받았으며 지난 11월에는 대만의 출판사로부터 출판 제안을 받았다고 한다.

10년 동안 20개국을 다녀왔다. 서툰 영어 실력으로 좌충우돌 실수도 많았지만 어느덧 그녀만의 노하우와 정보가 쌓였다.

할머니는 여행을 하면서 삶의 활기와 의미를 찾았다. 낯선 곳을 떠돌며 확인하곤 한다. 아직은 이 세상을 영원히 떠날 때가 아니라는 것을.

코로나로 해외 여행길이 막히자 세월의 흐름 속에 잊혀져 가는 국내 간이역들을 찾아다닌 기록을 책으로 펴냈다.

이제는 70세를 넘은 나이. 그래도 할머니는 2020년에 출간한 『진짜 멋진 할머니가 되어버렸지 뭐야』에서 이렇게 적고 있다.

'누군가는 저더러 참 주책이라고 할지 모르겠지만, 흑백사진 속의 내 젊음이 아직도 내 가슴 안에 박혀 있답니다. 다리 떨려도 좋고, 가슴 떨려도 좋고, 다 좋은 게 인생입니다. 그래서 오늘도 저는 여행 중이랍니다.'

3. 86세 보디빌더 - 모조리에 뉴린

미국 필라델피아에 살고 있는 모조리에 뉴린 할머니.

80대의 보통 할머니들은 집에서 손자 손녀를 보거나 뜨개질이나 하면서 평범한 생활을 하는데 뉴린 할머니는 달랐다. 군살 하나 없는 탄탄한 근육질 몸매를 자랑하는 보디빌더다.

그녀는 평범한 간호사로 일하면서 살았다. 슬하에 3명의 딸과 아들 1명을 뒀으며 손자 손녀 증손자까지 두었다.

어느 날 애완고양이를 위해 할인점에서 관련 제품을 구매하여 들고 오던 중이었다. 너무 무거워 감당할 수가 없었다. 하지만 아무도 할머니에게 도움을 주지 않았다. 그 순간 스스로 힘을 키우지 않으면 안 되겠다는 생각을 했다.

그때 할머니 나이는 72세. 그 전까지 운동이라고는 전혀 하지 않았다. 뒤늦게 운동을 시작하면서 보디빌딩 매력에 푹 빠졌다. 할머니 집안 가득 트로피와 상장이 쌓일 만큼 많은 보디빌더 대회에 나가 상장과 트로피를 받았다. 매일 운동하는 걸 좋아하고 열심히 한 결과 40키로그램 무게 벤치 프레스도 아무 어려움 없이 번쩍번쩍 들어 올리는 힘을 자랑한다.

나이를 잊은 채 앞으로도 매일 운동을 계속할 것이라는 할머니다. 자신이 가장 좋아하는 일은 온 가족들과 함께 운동을 하는 것이라고 한다.

평생 운동과 담을 쌓고 지내다 뒤늦게 운동을 해도 괜찮은가?

전문의들의 판단에, 운동하기에 늦은 나이란 없다. 나이와 상관없이 운동의 효과는 뇌에 활기를 불어넣는다고 한다.

4. 도전하기에 늦은 나이란 없다 – 임종소 할머니

1944년생 임종소 할머니는 제2의 인생을 멋지게 꽃피운 경우이다.

이른 나이에 아버지의 사업을 도와 생활 전선에 뛰어든 그녀. 결혼 후 목욕탕을 시작하면서 몸이 망가지고 있는 느낌을 받았다.

새벽 5시부터 오후 9시까지, 꼬박 앉아 카운터를 지켜야 했다. 체중이 급격히 늘었고, 온몸의 관절은 붓기 시작했다. 꾸준히 에어로빅을 했지만 척추관 협착증으로 우측 다리의 신경을 압박했다. 퇴행성 관절염도 많이 진행된 상태였다. 걷기조차 힘들었다. 휠체어를 마련해야 할 지경에 이르렀다.

할머니는 휠체어 대신 운동을 선택하는 결단을 내렸다. 2년 동안 꾸준한 노력으로 보디빌딩 대회에 참가할 정도가 되었다. 76세 나이에 젊은 선수들을 제치고 2위에 입상, 주위를 크게 놀라게 했다.

70대는 일반적으로 근육은 약해지면서 근력 역시 떨어질 시기였다. 보디빌딩처럼 근력을 극대화시킬 과격한 운동은 꿈도 꾸지 못했다. 다만 담당의가 근력 운동을 권했기에 지푸라기라도 잡는 심정으로 헬스장을 찾았다.

처음 헬스장에 들어섰을 때, 할머니는 그저 구경꾼에 불과했다. 요란스런 음악에 맞춰 격렬하게 땀 흘리는 이들을 부러운 눈길로 지켜봤다.

얼마쯤 지나 트레이너가 다가왔다. 할머니의 사정을 듣고 일주일에 3회씩 PT를 권했다.

과연 효과가 있을까? 할머니는 물론 지도하는 트레이너조차 확신할 수 없었다. 그러나 한 달쯤 지나자 통증이 서서히 줄어들었다.

개인 PT 비용이 할머니로선 만만치 않았다. 할머니는 하루에 3시간씩 아르바이트를 했다. 아파 병원을 가도 그만큼의 돈이 든다고 긍정적으로 생각했다. 무엇보다 땀 흘려 운동을 하는 순간, 살아있다는 생각에 가슴이 설레었다. 운동 시간이 기다려졌고, 즐거웠다.

3개월이 지나자 트레이너는 보디빌딩을 제안했다. 건강이 호전되어 자신감이 생긴 할머니는 흔쾌히 동의했다.

인생 2막의 시작은 건강을 되찾기 위한 몸부림에서 시작되었다. 그러나 보디빌딩 대회에 수상까지 하면서 건강을 회복했을 뿐 아니라 인생의 행복을 찾아가고 있다.

70 중반의 나이에 비키니를 입고 하이힐을 신은 채 대회에 참가한다? 첫 대회는 부끄러움 때문에 자꾸 움츠러들었다. 관객들이 오로지 자신만 쳐다보는 듯했다.

두 번째로 참가한 제 24회 WBC 피트니스 오픈 월드 챔피언십. 처음과 달리 자신감이 생겼고, 무대에서 자신의 단련된 몸을 보여줄 수 있는 게 오히려 자랑스러웠다.

2위를 차지했다. 1위는 39세였고, 할머니는 대회 참가자 중 유일한 70대였다.

인생을 두 번 산다고 생각하는 할머니는 세계 무대 어디든 도전하고 싶다는 목표를 세웠다. 제2의 꿈, 그것은 무너진 건강을 회복하려는 마음가짐으로부터 비롯되었다.

몸짱 할머니! 헬스장을 찾는 중장년층에게 할머니는 롤모델이다. 실제로 방송 출연, CF모델, 시니어 모델, 시니어 뮤지컬 가수로 왕성하게 활동을 하고 있다.

할머니는 시니어 건강 전도사로서 강의 현장에도 나서고 있다. 그때마다 말하곤 한다.

"도전하는 데는 나이 제한이 없다. 나이 탓을 하며 지레 포기하지 마라. 지금 이 순간이 도전하기 딱 좋은 나이이다."

"치매 예방은 언제까지 해야 할까요?"

강의 중에 받곤 하는 질문이다. 그때마다 필자는 대답한다.

"생을 마치는 순간까지 계속해야 합니다."

치매 예방 교육은 단순히 치매 자체에 초점이 맞춰져 있지 않다. 지금 당장 즐겁고 행복해지기 위한 교육이다. 즐거운 마음가짐, 올바른 생활습관, 운동과 지적 활동은 삶의 질을 높여준다. 그 결과물로 치매 예방은 절로 따라온다.

치매 예방에 늦은 시기란 없다.

당장 마음을 달리 먹고, 몸을 움직이는 것으로 시작하면 된다.

닫힌 문을 열고 밖으로 뛰쳐 나가시라.

그 순간부터 뇌는 활기차게 움직인다.

늪대는
홀로 울지
않는다

늪대는 15마리 남짓 무리를 지어 동굴을 은신처로 삼아 살아 간다.

무리가 형성되면 우두머리가 있는 법. 늪대 우두머리의 역할 은 먹잇감을 탐색하는 것이다. 어둠이 내리면 우두머리는 동굴 밖으로 나온다. 그리고 밤새도록 사냥할 대상이 있는 곳을 찾아 다닌다. 동굴에 남은 늪대들은 우두머리가 정보를 갖고 돌아오 길 기다린다.

새벽 무렵 우두머리가 나타난다. 그러나 실패. 늪대들은 실패 를 받아들이며 우두머리의 수고를 위로한다.

이튿날, 우두머리는 다시 사냥감이 있는 곳을 알아내지 못한다. 무리는 배고픔을 참으며 다음 날의 성공을 기대한다.

그리고 다음 날, 우두머리는 또다시 실패한다. 무리들은 불만을 터뜨린다. 우두머리를 바꿔야 한다는 반란의 기미가 보인다.

그때 우두머리는 굴을 나와 우뚝 솟은 바위로 올라간다. 그리고 어두운 하늘을 향해 길게 울부짖는다. 동물학자들은 이를 두고 하울링(howling)이라고 한다.

우두머리는 오래도록 울부짖는다. 하소연에 가까운 울음이다.

빈둥거리고 놀지 않았어. 최선을 다했지만 사냥감을 찾지 못했을 뿐이야. 내가 부지런히 다닐 때 너희들은 굴속에서 편히 쉬고 있었잖아.

어느 순간 굴속의 늑대가 우두머리의 하울링에 맞춰 울기 시작한다. 우두머리의 심정을 충분히 알겠다는 듯이. 이어 또 한 마리의 늑대가 따라 운다. 그렇게 시작된 하울링은 무리 전체로 이어진다. 이런 울음을 하모니(hamony)라고 칭한다. 더는 울음이 아닌 합창이 되는 것이다.

하울링에서 하모니로 이어지면서, 공동체의 긴장감은 사라진다. 우두머리는 계속 무리 속에서 자신의 존재감을 지켜나간다.

우두머리의 심정을 알아주는 것, 곧 공감이 일어난 것이다. 공감과 소통으로 무리는 갈등을 끝낼 수 있다.

소통은 상대의 입장에 서서 느끼고 생각하고 행동하는 것

현대를 살아가는 우리의 불통과 단절을 상징적으로 보여 주는 영화가 있다.

조남주 작가의 장편소설을 원작의 한 '82년생 김지영'.

1982년에 태어나 대학을 졸업하고 홍보대행사로 근무하던 김지영은 언니와 함께 세계여행을 꿈꿨다. 하지만 많은 여성들이 그러하듯 결혼 후 딸을 키우는 과정에서 시댁과의 갈등을 겪는다. 일종의 정신질환인 '빙의'라는 점만 제외하고는 너무도 익숙한 우리네 일상의 모습이다. 경력단절 여성이 가족이라는 울타리 안에서 겪는 아픔은 충분히 공감할 만하다.

힘들어하는 아내 김지영을 위해 육아 휴직까지 하겠다고 결심한 남편. 명절이면 정신없이 바쁜 아내를 도우려 한다. 하지만 시어머니는 남편의 앞날을 망치게 하는 일이라며 며느리의 가슴에 못을 박는다. 오히려 아들에게 돈 버느라 얼마나 힘드냐면서 돕지 못하게 한다. 그러면서도 시누이가 오자 상부터 차리라는 시어머니. 딸은 친정집에서 대접을 받고 며느리는 시중을 들어야 한다.

필자 역시 비슷한 상황을 겪었기에 영화를 보는 내내 가슴이 답답하고 아팠다.

며느리가 친정집에 드나드는 것 자체를 못마땅하게 여기던 세월을 살았다. 친정어머니가 아프다는 소식을 들어도 몇날며칠 가슴앓이만 해야 했다. 서럽긴 했지만 그렇게 살아야 되는 줄 알고 참았다. 고부 간의 소통 자체가 어색한 시대였다.

시집살이가 고될수록 치매에 걸릴 가능성이 높다. 소통 부재로 인한 속앓이가 뇌를 서서히 무력하게 만든 탓이다.

독한 시집살이 한 며느리가 독한 시어머니가 된다고 했던가. 하지만 시대가 변했다. 본인이 겪었던 과정을 답습해선 안 될 세상이 되었다.

남녀가 수직적이던 관계는 수평적 대등 관계로 바뀌었다. 자기주장이 분명한 며느리 앞에서 시어머니가 '나 때에는'을 외쳐봤자 불통만 심해질 뿐이다.

소통은 상대의 입장에 서서 느끼고 생각하고 행동하는 것이다. 고부 간이든, 부부 사이든, 부모와 자식의 관계이든 소통의 원칙을 지켜야 한다.

긍정적인 말은 우리 뇌에 긍정적인 에너지를 불어넣는다

인간은 흩어지지 않고 공동체를 이루면 살아간다.

우리의 뇌는 그렇게 설계되어 있다. 공동체에서 떨어져나가는 순간, 외로움으로 뇌는 위축이 된다.

공동체의 기초 단위가 가정이다. 가화만사성이라는 말이 괜히 있는 것이 아니다. 화목한 가정을 이뤄야 그 밖의 공동체 안에서도 평안을 맛볼 수 있다. 화목한 가정이란 정서적으로 편안하고 만족감을 느끼는 차원을 의미한다. 소통할 때 비로소 가능하다.

화목한 가정을 위해선 긍정적인 말을 습관화하는 것이 필요하다. 우리 뇌는 우리가 말하는 대로 반응한다. 긍정적인 말은 우리 뇌에 긍정적인 에너지를 불어넣는다. 결국 내 자신은 물론 가족 전체에 희망과 용기를 가져다준다.

뇌영상 전문가 다니엘 G 에이멘은 해당 분야의 세계적인 권위자이다. 7만 건이 넘는 뇌 스캔 작업을 20년 동안 해왔다. 오랜 작업을 통해 그가 내린 결론은 이러하다.

뇌는 나이가 들어 퇴화하는 것이 아니다. 뇌는 관리를 하지 않아서 퇴화한다. 특히 긍정적인 언어는 토양에 뿌리는 씨앗과도 같다. 긍정 씨앗을 뿌릴 것인가. 부정 씨앗을 뿌릴 것인가. 어느 쪽으로 언어 습관을 갖느냐에 따라 뇌 건강이 달라진다.

7년 전 남편의 사업이 부도로 한순간에 무너졌다.

가족을 위해 최선을 다하다 벌어진 일이었고, 남편으로서도 어쩔 수 없었다고 인정했다. 그러나 갈등이 여기저기서 봇물처럼 터져나왔다. 부부 싸움이 잦아졌다. 비난의 부정적 언어들이 쏟아졌다.

그럼에도 지인들 앞에서는 당당한 척 행동했다. 소통과 공감의 강의를 하면서 정작 필자의 속은 불통과 불화로 괴로웠다.

결국 남편에게 속마음을 터놓았다. 남편 역시 자신의 힘겨운 사정을 이야기했다. 부도 이후 처음으로 마주한 소통의 자리였다.

그날 이후 필자의 말과 태도부터 긍정적으로 바꾸기로 다짐했다. 남편의 마음을 알아주기로 했다. 그렇게 실낱같은 희망을 품고 하루하루 최선을 다해서 살았다. 그 하루가 모여 지금은 가족 모두 행복하게 살고 있다.

전두엽의 퇴화 과정에 나타나는 언어 습관

전두엽은 우리 뇌에서 가장 늦게 발달하지만 가장 먼저 퇴화한다. 가장 심하게 퇴화되는 시기가 40대 후반에서 50대 초반이다. 소위 갱년기에 해당된다. 이때 남편이든 아내든 부정적 언어를 쓰기 시작한다.

상대가 유난히 비아냥거리는 말을 쓴다면, 매사에 불만을 토로한다면 스스로 원해서 하는 게 아니다. 뇌가 시킨 것이다. 감정을 담당하는 전두엽이 퇴화의 과정을 겪으며 나오는 것이다.

그래서 뇌를 아는 것이 중요하다. 생애 주기에 따른 뇌의 속성을 알면, 대응하는 자세도 달라진다. 똑같이 부정적인 말과 태도로 맞설 필요가 없어진다.

만일 뇌의 속성을 무시하고 맞대응한다면, 부정적인 언어로 싸운다면 상대의 뇌는 더 빨리 퇴화한다. 치매의 늪으로 밀어넣는 꼴이 된다. 치매가 친구하자고 찾아온다.

우리 뇌의 신경 전달 물질인 도파민이 분수처럼 솟구칠 때가 있다.

도파민은 뇌의 에너지원이다. 긍정적인 언어를 들을 때, 사랑할 때 도파민이 분비된다. 그로 인해 뇌는 젊어지고, 뇌의 기능은 활기차게 작동한다.

마음은 숨길 수 있어도 사랑은 숨기지 못한다. 사랑에 빠진 사람을 한눈에 알아차릴 수 있다. 뇌의 활성화로 얼굴에 광채가 나는 까닭이다.

소통은 가족 공동체에서 가장 적극적으로 실천해야 한다. 갈등과 다툼의 상황이 생길지라도, 상대의 심정을 알아주는 소통과 공감으로 평안을 회복할 수 있다. 울부짖는 하울링이 합창의 하모니가 되듯이.

홀로 지내는
부모를 위한
치매 예방

77살 치매 어머니를 혼자 모시고 살던 54세 남성이 죽은 지두 달 만에 집안에서 발견이 되었다.

경기도 용인의 한 다세대 주택에서 있었던 일이다.

아무 인기척이 없다는 이웃의 말을 듣고 주인이 문을 열고 들어갔다. 월세를 두 달이나 밀리고 전화가 되지 않는다고 주인 아저씨도 이상히 여기던 터였다.

발견 당시 어머니는 죽은 아들의 곁에 앉아 있었다. 경찰이 들어가자 치매 어머니는 우리 아들이 아프니까 데리러 왔냐고, 병원 좀 데리고 가라고 했다고 한다.

치매 어머니는 그렇게 아들이 죽은 것도 모른 채 시신 옆에서 생활을 했던 것이다. 경찰은 신용카드를 사용한 흔적과 두 달 동안 월세가 밀린 것으로 보아 사망한 지 2개월 정도 되는 것으로 추정했다.

치매 어머니는 아들이 미리 많이 준비해 두었던 밥과 햄 통조림 등을 먹고 두 달 가까이를 버틴 것으로 알려졌다. 어머니는 아들의 몸을 닦은 후 옷을 갈아 입혔고 추울까 봐 이불을 덮어 놓았다고 한다.

치매 어머니는 보건소 치매안심센터에 등록이 되지 않은 관리 사각지대에 놓여 있던 환자였다. 중증 치매가 와도 자식에 대한 모성애만큼은 영원히 지워지지는 않는 게 부모인가 보다.

매스컴을 통해 치매 노인이나 고독사 노인들을 자주 접하게 된다. 우리 사회의 어두운 이면을 보는 듯해 씁쓸하다. 하지만 현실이 그러하다. 지금도 어디에선가 홀로 이생의 삶을 마감하는 어르신이 있으리라.

그게 나의 부모라면? 자식을 애타게 기다리다 눈조차 감지 못한 채 세상을 떠난다면?

필자가 종종 찾아뵙는 어르신이 있다. 치매 예방 강의로 만난 인연이 꽤 오래 이어지고 있다. 아흔을 바라보는 나이에 시골집에서 홀로 지내신다. 자녀들 목소리를 듣고 싶어도 전화번호를 기억하지 못한다.

필자가 방문할 때마다 자식들에게 전화를 걸어준다. 그때마다 어김없이 똑같은 말씀을 하신다.

"이 어미는 괜찮아. 잘 지내고 있으니까 아무 걱정도 마. 너희들만 몸 성하면 된다."

할머니는 전혀 괜찮지 않았다. 치매 증상이 나타났고 거동도 불편했다. 식사도 허기만 속이는 정도였다. 그럼에도 자녀들에게 폐를 끼치지 않으려, 혈육의 그리움마저 꾹꾹 누르고 있을 뿐이었다.

나이 든 부모와 대화할 때 무엇보다 중요한 건 경청

자녀가 자신의 일상을 포기한 채 부모 곁을 지키는 건 현실적으로 불가능하다. 애오라지 자식의 행복만을 기원하는 부모 역시 원하지 않으리라.

하지만 외로움이 지나쳐 버림받은 느낌마저 들도록 해선 곤란하다. 자녀는 부모와의 물리적 거리보다 마음의 거리부터 줄여야 한다.

건강 상태는 어떠한지, 기억력은 어느 정도인지, 사회활동은 지속하고 있는지…….

전화 통화로도 가능하다. 사소한 관심마저 부모에겐 힘이 된다.

그러나 주의할 점이 있다. 어르신과의 소통 방법이다.

인지 능력과 운동 능력이 약화된 어르신의 입장에 맞춰 소통해야 한다. 이미 몸도 마음도 따라오지 못하는 부모다. 예전의 눈높이로는 이해할 수도 없다.

말도 안 되는 소리를 한다고 윽박지르거나, 그쯤도 못하느냐고 면박을 줘서는 안 된다. 터무니없는 고집을 부릴지라도 부모의 뇌가 그렇게 시키는 것으로 받아들여야 한다. 같은 이야기를 줄곧 반복하는 것도 마찬가지다.

지시와 명령은 금물이다.

측은한 태도로 부모를 대하는 것도 곤란하다. 자존감을 잃게 만들기 때문이다. 부정적 생각은 뇌의 기능에 독을 뿌리는 행위이다.

나이 든 부모와 대화할 때, 그 무엇보다 중요한 게 경청이다. 하고픈 이야기를 막지 말고, 오히려 추임새를 넣어가며 길게 이어지도록 도와야 한다.

잊지 말자. 하루 한 통의 전화가 부모님의 치매를 예방할 수 있다.

치매,
나만의 문제가 아니다
-치매안심마을

호모 헌드레드(homo hundred).

2009년 국제연합이 작성한 세계인구 고령화 보고서에 처음 등장한 말이다. 인류가 100세 장수의 삶을 누릴 시대로 접어들었다는 뜻이다.

2000년, 평균 수명이 80세를 넘는 국가는 6개국이었다. 2020년엔 31개국으로 급증하리라 예상했다. 고령화 시대는 시작되었고, 앞으로는 더욱 심화될 것이다.

우리의 고령화는 더욱 심각하다. 2019년 노인 인구는 768만 명으로 전체 인구의 15%에 달한다. 머지않아 세계 최고의 고령화 국가인 일본의 뒤를 이를 것으로 전망하고 있다.

빠른 고령화는 개인의 삶은 물론 사회 구조까지 무섭게 뒤바꾸고 있다. 특히 치매환자의 급증은 심각한 사회문제가 되고 있다. 게다가 우리나라는 OECD국가 중 노년 빈곤층 1위이다. 가난으로 방치되는 치매환자를 어찌할 것인가? 국가는 물론 각 지방자치단체에서도 이를 위한 제도적 장치 마련이 시급한 실정이다.

앞으로 각 공동체는 치매환자 케어에 막대한 비용을 지불하게 될 것이다. 비관적 전망이 아니다. 이미 현실이 되고 있다.

2020년 치매와 관련되어 얼마나 많은 비용을 지불했을까. 순수 국가 비용만 17조 7천억이었다. 같은 해 서울시 전체 예산이 39조 원이었다. 치매로 인해 서울시 예산의 절반 가까이 지불했다는 의미이다. 애석하게도 이런 추세는 더욱 심화될 것이다.

각 국가에서 치매와의 전쟁을 선포하는 이유를 알 만하다. 치매가 나라를 망하게 할 수 있기 때문이다.

치매 예방은 더 이상 '나만의 문제'가 아니다.

가족에만 국한되지도 않는다. 이웃에서 지역 사회, 그리고 나라 전체가 당면한 과제이다. 치매 예방의 키 포인트, 생활습관의 개선과 인지활동을 위해 모두 함께 나설 때이다.

순천 1호 판교 '치매안심마을'

필자의 거처 근교에 순천 1호 판교 '치매안심마을'이 있다.

보건진료소에서 필자에게 치매 예방 교육을 부탁했다. 섬기는 마음으로 기꺼이 감당했다. 매주 한 차례씩, 4년 동안.

마을 어르신들은 보건진료소 옆 경로당에 모여 점심식사를 한다. 젊은이들이 식사를 마련하고, 식사 후에는 한 자리에 둘러 앉아 이야기 꽃을 피운다. 치매 예방 교육에서 배운 프로그램을 노소 구분 없이 실천하고 있다. 게다가 서로의 속사정을 나누다 보니, 정이 넘치는 건강한 공동체를 이루고 있다.

'치매안심마을'이라는 이름에 걸맞게, 다른 지역에 비해 치매 어르신이 현저히 적다. 치매 어르신이 생겨도 주민 모두가 한 마음이 되어 돌본다.

어르신들의 치매는 동일한 형태로 나타나지 않는다. 조기에 발견해 진행을 늦춰야 한다. 따라서 이상 징후를 재빨리 파악하는 것이 중요하다. 이곳 주민들은 치매 교육을 받은지라 이상 징후를 판단하는 지식과 대응 능력을 갖추고 있다.

'치매안심마을' 어르신들의 소원은 오래 사는 게 아니다.

평생을 함께했던 이웃과 정답게 지내다 마지막 순간을 맞이하기를 원한다. 설사 치매에 걸렸다 해도 마찬가지다.

이웃을 떠나 어디를 가야 한다는 건 어르신에겐 크나큰 두려움이다. 일단 요양원에 들어간 주민들이 돌아온 걸 볼 수 없기에 더욱 그러하다. 심지어 주간보호센터에 가는 것도 싫어한다.

지금 이웃과 함께 이룬 공동체가 어르신들에게는 지상의 낙원인 셈이다.

요양원을 대체하는 케어팜 시스템

치매 어르신에게도 인권이 있다.

요양원만은 가지 않겠다고 입버릇처럼 말하던 어르신의 뜻과는 달리 무조건 요양원으로 보내야 할까. 어르신 본인도, 결정해야 할 보호자도 괴로운 노릇이다. 요양원을 대체할 만한 시스템이 필요하다.

그 대안으로 우리나라도 하루빨리 케어팜(carefarm)을 만들어야 한다. 치매 자체를 치료한다는 생각을 접고, 어르신에게 자신의 능력에 걸맞는 노동에 참여할 기회를 제공하는 것이다.

이웃과 함께 채소도 가꾸고, 동물도 키우고, 필요한 생활 도구도 합동으로 만들어 보고……. 서로 돕고, 나누며 살아가는 공동체의 삶은 결국 뇌 건강을 지키는 일이다.

고령친화도시(高齡親和都市)라는 말을 자주 듣게 된다.

세계보건기구는 고령친화도시가 되기 위해 두 가지 조건을 제시한다.

첫째, 고령자들이 환경 변화에 불편함 없이 살 수 있도록 각종 정책 및 서비스를 제공하고 환경을 조성해야 한다.

둘째, 고령자들이 지역사회에 능동적으로 참여할 수 있어야 한다.

첫째 요건은 일상의 편의를 위한 것이라면, 둘째 요건은 치매를 예방하는 조치이다.

보호만 받길 원하는 어르신은 없다. 소소한 것까지 주위의 도움을 받는다면, 결국 자기 존재감을 잃게 된다. 스스로 쓸모없는 존재라는 부정적 생각에 빠지게 된다. 비록 나이가 들었어도 이 사회의 일원으로 참여하길 원한다.

수동적인 뇌를 능동적인 뇌로 바꿔야 한다. 그래야 치매의 접근을 막을 수 있다. 그런 의미에서 케어팜은 매우 바람직한 대안이 될 수 있다.

나의 뇌를 지켜주는
마을 공동체
-순천 철도관사마을

순천시에 '철도관사마을'이라는 마을공동체가 있다.

1936년 일본인들이 순천 철도 사무소 종사자들의 주거 안정 과 철도시설 관리를 위해 계획적으로 조성된 마을이다. 마을 입 구와 중앙에는 운동장, 클럽, 병원, 목욕탕 등 부대시설이 있었 다. 당시로선 순천 최고의 복지타운이었던 셈이다. 철도 마을에 살던 주민들은 외부인에게는 부러움의 대상이었다.

원래는 152채의 관사가 있었다. 지금은 약 60가구 정도 남았 다. 우리나라 전통구조와는 다른 이색적인 마을 풍경, 70여 년 전 일본식 가옥의 모습을 그대로 간직하고 있다. 옛 철도인들의 사진으로 벽화거리를 조성해 놓았다.

우리나라 철도의 역사를 한눈에 볼 수 있는 철도 박물관도 마련되어 있다. 또한 '기적소리'라는 이름의 카페는 방문자를 위한 쉼표이자, 지역 주민의 나눔터이다.

철도 종사자의 거주지라는 공동분모 위에 설립된 '철도관사마을'은 공동체 활동의 새로운 지평을 열고 있다.

주민의 자발적 참여로 마을공동체를 운영하며 많은 활동을 하고 있다. 옛 추억을 떠올릴 수 있는 철도마을 주민들의 축제도 매년 진행되고 있다.

'기적소리' 까페에서는 매달 작은 음악회를 열어 주민은 물론 외부인들과도 함께하고 있다. 또한 전국에서 철도마을을 탐방하기 위해 방문하는 학생들을 맞이하고 있다. 순천시에서 지원해 주는 지자체 주민교실 프로그램도 맡아 운영하고 있다. 1주일에 한 번씩 진행되는 교육프로그램은 주민들의 소통과 공감의 장이 되고 있다. 주민들의 관심과 호응이 굉장히 높다.

철도관사마을 공동체에서 필자에게 강의를 부탁했다. 전국 수많은 곳을 다니며 강의를 해왔다. 그러나 이곳에서 필자는 어느 곳보다 강한 인상을 받았다. 남녀노소 구분 없이 전 세대가 어우러진 참석이었고, 하나같이 적극적으로 프로그램에 참여했다. 평소 소통과 공감이 잘 이뤄진 공동체라는 점을 알 수 있었다.

특히 참석자 중 가장 연장자인 92세 김기만 어르신은 단연 필자의 눈길을 끌었다. 어떻게 젊음을 유지할 수 있을까, 하는 생각이 들 만큼 젊은 사람들보다 훨씬 프로그램을 잘 따라 했다. 강의가 끝난 후 따로 자리를 마련했다.

공동체는 치매 예방에 정말 중요한 역할을 합니다

김기만 어르신은 철도관사마을에 거주한다는 사실에 자부심이 대단하다.

재직 당시 철도청장 표창장을 16번 받았다. 벌교역장으로 근무할 때 받은 옥조근조훈장 배지를 늘 양복 깃에 달고 다닌다.

어르신은 주민들, 특히 여성들에게 '왕 오빠'라고 불릴 정도로 인기가 많다. 큰 키에 영화배우를 연상하게 하는 미남형이다. 늘 깔끔한 양복 차림의 멋쟁이 신사다. 인기의 비결은 단지 외모 때문이 아니다. 어르신 스스로 노력한 결과이다.

세대 차이를 좁히기 위해 젊은이와 수시로 소통한다. 특히 공동체를 위해 아낌없이 베푸는 지원자 역할을 마다하지 않는다. 공동체의 소중함을 누구보다 잘 알고 있기 때문이다.

한때 어르신은 깊은 시름 속에 있었다. 아내와의 사별 때문이었다. 우울증과 외로움으로 모든 게 귀찮고 덧없었다. 무력감과 불면증으로 1년 넘게 병원 치료까지 받았다.

어르신이 다시 일어설 수 있던 것은 공동체의 힘이었다. 주민 프로그램에 참여하면서 외로움을 극복할 수 있었다. 세대를 가리지 않고 소통하면서 삶의 활기를 되찾았다.

"그대로 집에만 있었으면 진작에 치매에 걸렸을 겁니다. 마을 공동체와 어울리면서, 혼자가 아니라는 생각을 하게 되었죠. 내 경우처럼 공동체는 치매 예방에 정말 중요한 역할을 합니다."

치매환자는
기피 인물이 아니다
-치매 카페

고령화 사회가 가장 빨리 진행된 나라는 일본이다.

동시에 치매환자 또한 증가하고 있다. 2025년에는 노인 65세 이상 인구 5명 중 1명은 치매 판정을 받을 거라고, 일본 후생노동성은 전망하고 있다. 이에 따라 서둘러 '신 오렌지 플랜'이란 대책을 내놓았다.

대책의 골자는 치매환자의 의사가 존중되어야 한다는 것이다. 이를 위해 오랫동안 거주했던 정든 지역에서 인간답게 살 수 있는 사회를 만드는 것이다.

'신 오렌지 플랜'은 인구 42만 명의 도시 마치다시에서 시행했다. 먼저 치매환자가 살기 좋은 동네를 만들기 위한 기반 시설을 다졌다. 이어 치매에 대한 시민들의 이해를 높이기 위한 활동으로 7개의 시책으로 만들었다. 치매환자를 기피 대상이 아닌, 일반인들과 동등하게 받아들이려는 자세가 필요했다.

지자체의 노력으로 탄생한 스타벅스 D카페

그 노력의 일환으로 세계적인 커피 체인점 스타벅스와 협의해 스타벅스 D까페를 탄생시켰다. 이곳에선 치매환자라고 별도의 차별도, 배려도 없다. 일반 손님들과 자연스럽게 섞이고 어울리게 된다. 또한 치매환자 가족끼리 서로 소통하고 교류할 수 있는 장소이다.

스타벅스 D카페는 치매환자가 사회와 연결될 수 있는 공간인 셈이다. 더불어 일반인들도 개방적인 장소에서 치매환자와 만나 거리감을 없애는 계기가 된다.

대부분 치매는 자신과 상관이 없다고 여기려는 경향이 있다. 치매환자의 가족 역시 치매 사실이 알려지는 걸 꺼린다.

치매에 대한 이러한 부정적 인식이 치매환자를 기피 인물로 여기게 했다. 하지만 치매환자 역시 일반인과 다를 바 없는 인격체이다. 그들의 인권 역시 존중받아야 마땅하다. 스타벅스 D카페는 치매환자에 대한 부정적 인식을 없애기 위한 역할을 하고 있다.

이미 각 지자체에서 만든 치매 까페가 7백 여 군데가 있었다.

하지만 주민들과 환자 가족의 호응도가 낮았다. 이런 문제들을 해결하고자 한 달에 한 번, 시내의 스타벅스 점포 8군데를 치매 카페, 영어로 D(Dementia)까페로 사용해 높은 호응도를 얻고 있다.

8곳의 치매 까페는 별도의 예약 없이 이용할 수 있다. 특별한 프로그램을 마련한 것은 아니다. 치매환자 가족들의 고민거리를 나누고 소통한다. 그것만으로도 일상의 여유도 즐기고 자연스러운 교류의 장이 된다.

치매까페는 치매라는 이미지 때문에 불신감이 있었다. 하지만 스타벅스 D까페는 누구나 이용한다는 이미지 때문에 거리감도 덜어냈고, 자연스럽게 소통할 수 있게 되었다.

D까페의 탄생은 NPO라는 비영리단체와 사업주의 공익성이 이뤄낸 결과물이었다.

스타벅스는 D까페를 운영하기 위해 직원들에게 치매 서포터즈 자격증도 취득하게 했다. 손목에는 서포터즈에서 주는 오렌지 링도 끼고 근무했다. 단순한 이벤트가 아닌 고령화에 따른 지역 커뮤니티의 변화 노력이었다.

치매환자의
천국
-호그벡 치매마을

'치매 국가 책임제'는 치매환자와 가족을 국가가 책임지고 지원하겠다는 것이다.

치매는 이미 개인이 감당할 수준을 넘어서고 있다. 사회 공동체가 적극적으로 예방과 관리에 나서야 한다. 이런 취지로 지자체들은 '치매안심마을'에 관심을 가지고 있다.

치매안심마을은 치매환자와 가족의 입장에서 기대감이 크다. 그러나 자칫 행정 편의주의로 정책이 시행될 때, 오히려 환자와 가족에게 고통만 가중시킬 수 있다. 지자체와 전문가와 치매환자가족의 협의를 통해 지역 상황과 정서에 맞게 조성이 되어야 한다.

치매환자를 위한 정책도 중요하다. 그에 못지 않게, 아니 더 중요한 것은 환자를 바라보는 시각이다.

네델란드의 호그벡(Hogeweyk)은 세계적으로 유명한 치매 마을이다. 네델란드의 외곽 비스프 지역에 위치하고 있다.

호그벡 치매마을은 자립활동이 가능하다. 또한 각종 시설들이 잘 갖춰져 있다. 문화센터, 극장, 대형마트, 레스토랑 등 다양한 편의시설들이 있다. 이러다 보니 치매환자들은 굳이 마을을 벗어날 필요가 없다. 레스토랑에서 식사를 하고, 극장에서 영화를 보고, 마트에서 쇼핑을 한다.

그야말로 치매환자들의 천국이다. 마을 안에서는 치매환자가 아닌 일반 주민이다.

환자의 상태에 따라 과거의 기억에 사로잡혀 현실을 인정하지 못한다면, 그 시간대에 맞는 커튼과 가구 등 실내장식을 마련해 놓는다. 그 시대 유행했던 것들로 맞춰 세심하게 배려한 것이다. 환자 이전에 인격체로 대한다.

호그벡 마을의 특징은 치매환자인 마을 주민 속에 또 다른 주민이 있다는 것이다. 바로 의료진들이다. 병원 관계자, 의료진, 요양사 등 전문가들이 함께하고 있다. 그러나 치매환자들은 눈치채지 못한다. 레스토랑 직원, 극장직원, 마켓 종사자 등으로 위장 근무하고 있기 때문이다.

의료진들은 치매환자 곁에서 일반 주민의 모습으로 생활하며 치매환자의 심리상태와 건강을 수시로 체크한다.

호그백 치매마을은 사실을 드러내지 않았을 뿐, 치매 전문 병원이다.

치매환자는 자신이 환자라는 사실을 모른 채 평범한 일상을 즐긴다. 수시로 치료를 받고 있으면서도 치료를 받는지도 모른다.

이런 환경에서 지내다 보니 환자들의 약물 복용이 줄어들었다. 다른 치매환자와는 달리 치매 진행 속도가 현저히 늦었다. 생의 마지막 순간까지 환자가 아닌 인격체로서 일상을 즐길 수 있었다.

치매는 누군가의 도움이 필요하다. 그러나 인간의 품격을 존중하지 않는 도움이라면, 횡포다. 폭행에 가깝다.

'치매 국가 책임제'가 자칫 골칫거리인 치매환자를 처리하는 수단으로 전락하지나 않을까, 필자는 심히 두렵다.

비록 정신이 혼미해졌을지라도, 우리를 사랑하고 아껴준 부모요, 가족이요, 이웃, 국민이다.

필자는 오랜 세월 치매환자의 곁을 지켜왔다.

눈물이 흐르고 흘러 이젠 마를 만도 하다. 그럼에도 아직도, 아니 앞으로도 내내 가슴이 저리고 쓰라릴 것이다.

필자가 기력이 다할 때까지 치매 예방 교육에 최선을 다해야 할 이유이기도 하다.

공존으로
여는
치매 예방

인구 절벽으로 입학 정원을 채우기 위해 대학마다 비상이다. 미국의 사정 역시 다르지 않은 듯하다.

그 해결책으로 대학과 연계한 은퇴자 커뮤니티를 만들었다. 러셀 대학, 노트르담 대학, 다트머스 대학 등이 대표적이다. 명문 코넬대, 듀크대에서는 대학 연계형 은퇴자 마을을 조성했다. 노인 전용 주거시설을 대학 내에 세우고, 학내 평생교육 프로그램을 활용할 수 있도록 했다.

대학 측은 재정 확보를 위한 사업 모델이면서, 노인 관련 연구와 자료를 자연스럽게 얻을 수 있다. 노년층에게도 좋은 기회이다. 교육을 받는 것은 물론 젊은이들과의 교류를 통해 뇌 활성화를 이룰 수 있다.

우리의 대학들도 정원 감소로 인한 해법을 찾을 수 있는 좋은 사업 모델이 될 수 있을 것이다. 현재 건국대에서 실시하고 있는 '더 클래식 500'은 은퇴자를 위한 대학 평생교육 프로그램과 대학병원을 활용할 수 있다. 골프, 스파, 피트니스 등 다양한 시설도 갖추고 있다. 4차산업혁명과 결합한 최첨단 헬스케어도 유명하지만 상위 1%의 시니어를 위한 초호화 실버 타운이다. 그러나 일반인들이 이용하기에는 임대보증금 관리비가 너무 비싸다.

지역에 맞는 대학 연계형 노인 전용 시설이 많이 필요한 시점이다. 미국의 대학 연계형 전용주거사업은 2014년에는 약 100여 개 이르렀지만 20년 후에는 400개를 추진할 계획이라고 한다.

소통하고 토론하고 공감을 하는 이유는 다른 사람의 의견을 듣고 내 생각 내 느낌이 다르다는 걸 인식하는 것이다. 틀림이 아닌 다르다는 것을 알아차리기 위해서는 남의 의견을 배척하지 말고 경청하는 자세가 필요하다.

내 생각만이 옳다고 주장하지 않는 것이다. 얼굴 생김이 다 다르고 성향 또한 다르듯이 사람들의 생각도 다르다는 걸 받아들일 수 있어야 한다. 그래야 소통이 이루어지기 때문이다.

시니어들이 서로 소통하며 공감을 경험할 수 있도록 사회적인 장치를 마련해주는 것이 필요하다. 변화하는 고령화 사회에 발맞춰 다양한 형태의 커뮤니티를 조성하는 제도적인 뒷받침이 마련되어야 한다.

해외 사례에 관심을 갖고, 뉴시니어들이 사회일원으로 소통하고 공감할 수 있도록, 커뮤니티와 주거 모델을 갖추도록 해야 할 것이다.

대학과 연계한 대학 연계형 은퇴자 커뮤니티 대학교, 은퇴자들의 지적 호기심을 채워줄 수 있는 다양한 교육시설, 신체적 건강을 유지할 수 있는 평생교육 프로그램 등을 만들어야 할 때이다.

4차 산업 시대와
치매 예방의
내일

인공지능의 사용으로 우리의 삶은 어떠한 변화를 겪게 될까?

변화는 늘 두려움을 수반한다. 특히 나이가 들수록 두려움은 더욱 커진다. 인간의 존엄성이 무너지는 느낌이다. 한편 인공지능의 능력을 무시하고 싶은 마음이 든다. 그래 봤자, 기계일 뿐이라며.

그러나 인공지능은 이제 일상은 물론 의료의 현장에서도 인간과의 동행을 시작하고 있다.

인공지능에 의해 치매 조기 발견이 가능해지고 있다

유럽 국가에서 예전보다 치매 발병율이 낮아졌다는 통계 자료를 발표했다.

의학의 발전과 함께 이유로 꼽은 것이 컴퓨터의 사용이다. 시대의 흐름을 따라가기 위해 노년층이 컴퓨터 사용법을 배우면서 뇌의 활용이 많아진 탓이다.

멀티미디어의 시대이다. 다양한 사람들과 소통할 기회가 우리에게 열려 있다는 의미이다. 적극적으로 기회를 받아들인다면, 그 자체로 우리의 뇌를 활성화시킬 수 있다.

의료와 인공지능의 결합은 더욱 활발해질 것이다.

최근 서울신문에 발표된 내용에 의하면 AI로 10분 만에 초기 치매 진단이 가능한 기술이 국내에서 개발되었다. 2~3만원의 저렴한 비용으로 정확도 91%에 달하는 진단을 받을 수 있다.

서울대 간호대 교수가 창업한 '아이메디신'은 뇌파 측정으로 치매 전 단계인 경도 인지장애 가능성을 판별하는 '아이싱크브레인'을 개발해 상용화를 앞두고 있다. 검사가 아닌 간단한 뇌파 측정만으로도 초기 치매 여부를 진단할 수 있는 기술이 국내 벤처기업에 의해 개발된 것이다. 정부가 보유한 바이오 데이터와 민간 기술력이 결합해 일군 성과라고 볼 수 있다.

현재 경도 인지장애를 검사하려면 MRI 검사나 지필시험 형태인 모카(MOCA) 테스트를 해야 한다. MRI는 검사비용이 수십만 원 수준이고 모카 테스트는 1시간 이상 소요되는 데다 정확도는 (81%) 낮다는 단점이 있다. '아이싱크브레인'이 상용화되면 이런 단점을 해결하게 된다.

희소식이 아닐 수 없다. 조기에 발견할수록 치매 진행을 늦출 수 있기 때문이다.

인공지능은 환자 케어에도 긍정적 요인이 될 것이다

2019년 5월 오스트리아 남부 슈타이어막 주의 한 지방자치단체에서 '페퍼'라는 치매환자 돌봄 프로젝트를 시범적으로 시작했다.

'페퍼'는 인공지능 로봇으로, 말하고 듣고 동작 따라하기 춤추기 등 행동이나 대화에 적절하게 반응을 한다. 환자와 어느 정도 상호 커뮤니케이션을 이룰 수 있다. 로봇의 단점은 감정 표현을 표정으로 나타낼 수 없다. 이를 위해 LED 램프의 색깔을 눈에 장착함으로써 로봇의 현재 감정 상태를 표시할 수 있게 했다.

요양원이나 관련 시설에서 돌봄을 받기 싫어하는 환자들이 있다. 집에서 돌봄을 받기 원하는 치매환자에게 인공지능 로봇이 효과를 볼 수 있다.

우리나라 역시 치매환자 케어용 인공지능 개발에 많은 노력을 기울이고 있다. 머지않아 환자를 돌보고, 감정을 공유하는 로봇이 상용화될 것이다.

인공지능으로 치매 예방교육 프로그램을 운영하고 있는 치매안심센터들이 많다. 치매안심센터에 설치된 치매 케어 로봇 강아지는 어르신들의 친구가 되고 있다. 딱딱하고 낯설고 거리감이 느껴질 로봇임에도, 체험 이후에 호의적인 반응을 보였다. 적극적인 대화와 행동 유도로 친밀감이 생긴다고 한다.

인공지능은 치매의 조기 발견, 예방교육에서 돌봄까지 긍정적인 요소가 많다.

그럼에도 마음 한 구석은 편치 않다. 어르신들의 외로움, 그 깊이가 느껴지기 때문이다. 원하는 대로 척척 움직이는 인공지능도 필요하다. 그러나 치매 부모를 손을 잡아주는 자녀의 따뜻함이 더 소중할 것이다.